Dr J. BAUDOT

Préparateur d'Histologie à la Faculté de Médecine

Ancien Externe des Hôpitaux

CONTRIBUTION A L'ÉTUDE

DE

L'HYPOPHYSE

Quelques points

d'Organogenèse, d'Histogenèse et d'Histologie

IMP. A COLIN, NANCY

11, RUE DES QUATRE-ÉGLISES

1922

A MA FEMME

En témoignage de mon profond amour.

A MON FILS GUY

A LA MÉMOIRE DE MES GRANDS-PARENTS

A MES PARENTS

*Faible témoignage de ma reconnaissance
et de mon affection.*

A MES FRÈRE ET SŒUR

A TOUS CEUX QUI ME SONT CHERS

A MES AMIS

À MON MAITRE ET PRÉSIDENT DE THÈSE

MONSIEUR LE PROFESSEUR REMY COLLIN
Chevalier de la Légion d'honneur

> « Mon maître, permettez-moi de vous
> dédier ce modeste travail en témoi-
> gnage de ma reconnaissance ».

A MES JUGES

MONSIEUR LE PROFESSEUR LUCIEN

MONSIEUR LE PROFESSEUR AGRÉGÉ THIRY

MONSIEUR LE PROFESSEUR AGRÉGÉ CAUSSADE

A MES MAITRES DANS LES HOPITAUX

AVANT-PROPOS

Nous sommes heureux de saisir l'occasion qui se présente à nous d'exprimer nos hommages et nos remerciements à tous les Maîtres de la Faculté.

Notre première pensée s'adresse à Monsieur le Professeur Collin qui nous inspira l'idée de notre thèse et se fit un plaisir de nous diriger sans cesse vers un but que nous voudrions avoir atteint. Nous le remercions des conseils savants qu'il nous a prodigués pendant ce travail et de la bienveillance qu'il nous a témoignée pendant nos trois dernières années passées au laboratoire d'histologie en qualité de préparateur ; nous garderons le meilleur souvenir de ces heures communes. Qu'il nous soit permis en outre de lui exprimer nos sentiments de profonde gratitude pour l'honneur qu'il nous fait en acceptant la présidence de cette thèse.

Notre plus vive reconnaissance est acquise à Monsieur le Professeur Lucien pour les renseignements et documents qu'il a bien voulu nous communiquer et aussi pour la sympathie dont il a toujours fait preuve envers nous.

Nous remercions spécialement Monsieur le Professeur Fruhinsholz dont l'enseignement clair et précis nous a initié à l'art obstétrical et qui nous a maintes fois témoigné un intérêt tout spécial. Nous remercions également Monsieur le Professeur Richon : nous nous souviendrons de la bonté qu'il a mise à nous éclairer de sa science et de son expérience.

Nous adressons un hommage particulier à Monsieur le Professeur Haushalter dont nous avons apprécié, comme stagiaire, les leçons si intéressantes et si instructives.

Nous avons été pendant quelques mois l'externe de MM. les Professeurs Frœlich et Michel ; nous n'oublierons pas le bienveillant accueil que nous avons trouvé auprès d'eux.

Nous sommes très reconnaissant envers Messieurs les Professeurs Thiry et Caussade, qui ont bien voulu faire partie de notre jury ; nous les remercions de ce nouveau geste de bienveillance.

Nous ne saurions oublier l'amitié que nous a montrée le Docteur Watrin pendant notre séjour au laboratoire d'histologie et nous sommes très heureux de lui dire ici toute la sympathie que nous lui témoignons en retour ; nous n'oublierons pas les services qu'il nous a rendus au cours de ce travail.

Il nous est particulièrement agréable d'exprimer toute notre reconnaissance aux Docteurs Hamant et Remy qui se sont fait un plaisir de nous prodiguer leurs conseils et dont la sympathie nous fut bien précieuse. C'est aussi le moment d'acquitter notre dette envers les Docteurs Grimault et Grandineau qui, lors de notre première année de médecine, ont été pour nous des aînés bienveillants.

Avant de penser à nos compagnons d'études présents à la Faculté ou l'ayant déjà quittée, nous saluons pieusement la mémoire de nos camarades Louis Masson et Adrien Mougenot tombés au champ d'honneur.

Que les Docteurs J. Adnet et M. Arnoux, qui furent de

sincères amis de tous les instants, reçoivent ici le témoignage de notre franche amitié.

Enfin, notre pensée se reporte sur tous nos camarades d'études, en particulier les Docteurs Monnot, Bernard, Duclergel, Mougeolle, Ch. Baudot, dont nous conserverons le meilleur souvenir.

INTRODUCTION

L'idée de ce travail nous a été inspirée par M. le Professeur Remy Collin que nous avons entendu à plusieurs reprises signaler les lacunes qui existent encore dans nos connaissances touchant l'*histogénie* et l'*histologie* de l'hypophyse. Faute de temps et de matériel, il ne nous a pas été donné d'envisager toutes les questions qui restent pendantes dans un des chapitres les plus difficiles de l'anatomie microscopique et de la cytologie. Cependant, nous pensons avoir apporté une contribution personnelle à la solution de quelques-unes.

Pour faciliter la lecture de notre travail, nous avons adopté l'ordre suivant :

Dans un premier chapitre, nous donnons un aperçu rapide de l'anatomie et de l'organogénie normales de la glande pituitaire, suivi d'un exposé aussi complet que possible des connaissances histologiques actuelles sur l'hypophyse.

Le second chapitre est consacré au matériel recueilli et à la technique employée au cours de ce travail.

Enfin, nous groupons nos recherches et observations personnelles dans un troisième chapitre suivi des conclusions de nos résultats.

PREMIÈRE PARTIE

Anatomie, Organogénie et Histologie normales
de la Glande Pituitaire

Esquisse anatomique

L'*hypophyse* ou *glande pituitaire* est une petite masse ellipsoïde, médiane, à grand axe transversal, placée entre le cerveau et la base du crâne dont elle occupe l'étage moyen. Sa face inférieure repose directement sur le fond de la selle turcique ; sa face supérieure est séparée des centres nerveux par un repli dure-mérien ou *tente de l'hypophyse* s'ouvrant seulement en son point le plus élevé pour laisser passer la *tige pituitaire*. Cette tige assure la continuité entre la masse cérébrale et l'hypophyse. La glande, qui répond en avant et en arrière à la paroi osseuse, entre en contact, sur les côtés, avec les sinus caverneux et les nerfs de l'œil.

Anatomiquement, l'hypophyse est formée de deux lobes intimement soudés : le *lobe antérieur ou glandulaire*, assez volumineux, jaune-rougeâtre, et le *lobe postérieur ou nerveux*, encore appelé *neurhypophyse*, beaucoup plus petit, d'aspect grisâtre.

Tandis que le lobe glandulaire affecte la forme d'un rein, embrassant dans sa concavité le lobe nerveux, celui-ci est sphérique, et prolongé en haut par la tige pituitaire, pleine dans la plus grande partie de sa longueur, creusée dans sa portion supérieure d'une lumière qui n'est qu'un prolongement infundibuliforme du ventricule moyen.

On appelle *zone hilaire ou interlobaire*, la région où les deux lobes précédents s'accolent intimement.

A l'œil nu, le lobe antérieur n'a avec la tige pituitaire que des rapports de contiguïté. Une petite portion de ce lobe antérieur s'applique en avant de la tige sous la forme d'une languette fort mince correspondant au *lobule de Joris*. Récemment d'autres auteurs, tels que STADERINI et PERNA, ont observé que ce prolongement ascendant peut même atteindre la face postérieure de la tige (TESTUT).

Dans son ensemble, la glande est recouverte d'une *coque* épaisse, de nature *fibreuse*, dont la face interne donne naissance à une multitude de tractus que nous retrouverons lors de l'étude microscopique.

VASCULARISATION. — Les artères proviennent de la carotide interne. D'après GENTÈS, celle-ci émet un petit tronc qui se divise presque aussitôt en trois branches :

Une branche externe qui se jette sur le nerf moteur oculaire externe ;

Une branche postérieure qui se rend à la dure-mère de la gouttière basilaire ;

Une branche interne qui se porte sur le côté correspondant de l'hypophyse, c'est l'*artère hypophysaire*.

L'artère hypophysaire se subdivise, à son tour, en deux rameaux extrêmement flexueux qui se distribuent respectivement, l'antérieur au lobe glandulaire, le postérieur au lobe nerveux. Celui-ci reçoit d'autre part quelques artérioles qui descendent sur sa face supérieure en suivant la tige pituitaire, mais se capillarisent très vite.

Les veines se rendent aux sinus caverneux. Cependant quelques-unes, d'après THAON, se jettent dans le réseau pie-mérien de la base du cerveau par l'intermédiaire de la tige pituitaire.

Quant aux lymphatiques, si leur présence est affirmée par CASELLI, elle n'est pas admise en général par les autres auteurs: THAON surtout, qui a voulu élucider le problème, n'a jamais pu réussir à mettre en évidence un seul lymphatique, en utilisant tour à tour l'injection interstitielle de nitrate d'argent et l'injection de Gerota.

INNERVATION. — D'après TESTUT, les nerfs, destinés exclusivement au lobe antérieur, proviennent de deux sources : d'une part, du plexus fibrillaire du lobe nerveux et d'autre part, de la pie-mère.

Organogenèse

On sait que la glande pituitaire tire sa formation d'une double *origine stomodaeale et nerveuse*.

La première, appelée encore *ébauche pharyngienne* ou *glandulaire*, apparaît avant la seconde et dérive de la voûte du pharynx primitif.

Dès le cours de la quatrième semaine, chez l'embryon humain, l'ectoderme de la voûte buccale primitive se déprime en un diverticule dont la profondeur s'accroît rapidement. Ce diverticule, situé en avant de la membrane pharyngienne, est appelé *poche hypophysaire* ou *poche de Rathke*. Les uns l'attribuent à une prolifération réelle, active, de l'ectoderme pharyngien. D'autres auteurs tels que Prenant, qui reprend à son compte l'opinion de Mihalkovics et Kraushaar, y voient le résultat de causes purement mécaniques, mises en jeu par l'accentuation de la courbure céphalique.

Saint-Remy a décrit dans l'hypoblaste de la *poche de Seessel*, laquelle n'est autre chose que le dernier vestige de l'intestin préoral, de petites poussées prolifératives d'où sortaient des traînées cellulaires étroitement appliquées sur le cul-de-sac hypophysaire. Nombre d'auteurs ont confirmé cette observation et admis que la poche de Sessel intervenait dans la formation de l'hypophyse. Ainsi, l'ébauche glandulaire de l'hypophyse serait un complexe épi-hypoblastique (Brachet).

Nous n'insisterons pas sur ces origines supplémentaires ; nous retiendrons seulement que le *stomodaeum*, au niveau de sa voûte et immédiatement en avant de l'extrémité antérieure de la corde 'dorsale, donne un *diverticule ectodermique*, orienté vers la base du cerveau et inclus dans l'épaisseur du mésenchyme. D'autre part, l'extrémité supérieure de ce diverticule se dilate en un sac placé de telle façon qu'on peut lui reconnaître une paroi antérieure et une paroi postérieure ; sa partie inférieure se rétrécit pour former un étroit canal faisant communiquer la cavité buccale avec la dilatation sacculaire. Par la suite, ce canal se transforme en un cordon plein qui s'étire de plus en plus et finalement disparaît au sein du tissu conjonctif embryonnaire de l'ébauche du sphénoïde.

A ce moment, le sac a perdu toute relation avec son point d'origine : la poche de Rathke est devenue une cavité close, une vésicule.

La seconde ébauche, *cérébrale ou nerveuse*, apparaît après la précédente. Elle se forme, au niveau du plancher du cerveau intermédiaire ou *diencéphale*, par évagination de la paroi nerveuse. Cette évagination est représentée primitivement par un tube creux ou *infundibulum* dont la substance est en continuité avec la paroi encéphalique, formée d'une assise de *cellules épendymaires*, et dont la lumière est constituée par le prolongement du *ventricule moyen*. Elle est située immédiatement en arrière de la poche hypophysaire. Ce diverticule cérébral représente à la fois l'ébauche du lobe nerveux et celle de la tige pituitaire.

Le sac hypophysaire et le diverticule infundibulaire, qui donneront respectivement le lobe glandulaire et le lobe nerveux de l'hypophyse, se soudent alors intimement suivant une zone d'accolement que nous avons déjà désignée sous le nom de *région interlobaire* ou *hilaire*.

Ultérieurement, c'est-à-dire chez l'homme vers la huitième ou neuvième semaine, l'évolution se continue par la prolifération active de la paroi antérieure du sac hypophysaire. C'est un processus de bourgeonnement qui donne naissance à des cordons cellulaires pleins et anastomosés entre eux.

Si à ce moment on pratique une coupe transversale de l'organe, on y reconnaît les détails suivants : la paroi antérieure envahit peu à peu le mésenchyme environnant. Grâce aux bourgeonnements dont elle est le point de départ, elle devient irrégulière, très épaissie en certains endroits, beaucoup moins en d'autres, si bien que sa limite antérieure rappelle une ligne festonnée. La paroi postérieure, non modifiée ou très peu, se moule exactement sur la convexité de l'ébauche nerveuse constituée essentiellement par une paroi (épendyme et pie-mère) qui limite une cavité unique ou déjà cloisonnée. Un espace clair, fermé de toutes parts, désigné précédemment sous le nom de *fente hypophysaire*, sépare ce lobe nerveux, accolé au feuillet postérieur, du feuillet antérieur proliféré. Dorénavant, on appellera spécialement ce dernier partie glandulaire ou *lobe glandulaire* de l'hypophyse, réservant au premier le nom de *feuillet paranerveux* ou encore de *manteau* (*mantelschicht* des auteurs allemands).

Histologie

Le but de notre travail étant d'apporter surtout une contribution à l'étude de l'histogenèse de l'hypophyse, il nous a semblé utile de faire précéder l'exposé de nos recherches personnelles d'une courte mise au point des connaissances actuelles sur l'histologie de la glande. De cette manière, il nous sera plus facile, le moment venu, de montrer les transformations subies par les ébauches hypophysaires au cours de leur différenciation ontogénétique.

Si on examine à un faible grossissement, après coloration à l'hémalun-éosine, une coupe transversale d'hypophyse passant au niveau de sa partie moyenne, on voit, et c'est le cas le plus fréquent, le lobe glandulaire affecter la forme d'un croissant dont la concavité est occupée par la section plus ou moins circulaire du lobe nerveux. Entre ces deux parties nettement individualisées, on trouvera selon l'âge de la glande, ou bien la fente hypophysaire et dans ce cas le feuillet postérieur sera lui aussi tout à fait distinct, ou bien les deux portions glandulaires seront juxtaposées en totalité ou par endroits, ou bien la ligne de démarcation ne sera pas reconnaissable : il se sera créé une zone hilaire avec ou sans les vésicules qui la caractérisent chez l'adulte. Cependant, chez certains animaux comme le chien et le chat, la fente persiste pendant toute la durée de la vie ; aussi, pour chaque espèce, devra-t-on tenir compte des dispositions qui lui sont particulières.

Quoi qu'il en soit, pour apporter plus de clarté dans

notre exposé d'histologie normale, nous envisageons successivement le *lobe glandulaire*, la *zone interlobaire*,
enfin le *lobe nerveux*.

§ Ier. — Lobe glandulaire

Le lobe glandulaire est essentiellement constitué par
un système de *cordons cellulaires* généralement ramifiés,
séparés les uns des autres par un *réseau conjonctivo-
vasculaire*.

Tissu conjonctif et vaisseaux

Nous avons déjà vu que la glande dans sa totalité était
enveloppée d'une *capsule fibro-conjonctive*. De la face
interne de celle-ci partent, au niveau du lobe antérieur,
une multitude de tractus connectifs dans l'épaisseur des-
quels cheminent les vaisseaux. Les tractus, grêles dès leur
origine, se divisent et se subdivisent un grand nombre
de fois pour former une trame des plus ténues dont les
mailles sont comblées par les cellules épithéliales.

Sa constitution ne diffère en rien de celle du tissu
interstitiel des autres organes. La plupart du temps, il
est réduit à une simple gaine vasculaire, très délicate, que
l'on met parfaitement en évidence par le nitrate d'argent
après fixation au formol à 10 % pendant 24 heures.

La *trame conjonctive* peut même se réduire à sa plus
simple expression, car il arrive souvent, comme Thaon
et d'autres l'ont signalé, et comme nous-même l'avons
vérifié, que la cloison connective qui, à la fois limite le
cordon et entoure le vaisseau, s'amincit à tel point qu'elle
disparaît. Ainsi, les cellules reposent directement par

leur pôle basal sur l'endothélium du capillaire sanguin dont on aperçoit les noyaux.

Certains auteurs mentionnent que l'endothélium vasculaire fait même parfois complètement défaut : les capillaires deviennent sinusoïdes, présentant çà et là quelques étranglements. Les vaisseaux sanguins, qu'ils soient typiques ou sinusoïdes, sont plus ou moins nombreux, plus ou moins dilatés, selon les hypophyses étudiées ; ils renferment des éléments figurés en plus ou moins grande abondance, selon que l'animal a été sacrifié par la saignée ou par le chloroforme.

Cellules épithéliales ou glandulaires

Nous avons vu que les cellules glandulaires étaient groupées dans les mailles de la charpente connective. Le groupement se fait sous trois aspects typiques et différents les uns des autres : le plus souvent, ce sont des cordons pleins, d'autres fois des pseudo-acini, parfois enfin des vésicules closes. Que les cordons soient pleins ou creusés, ils sont ramifiés et enchevêtrés en tous sens, si bien que sur une coupe, on voit les travées cellulaires en section, soit perpendiculaire, soit longitudinale, soit plus ou moins oblique.

Les *cordons pleins* sont formés par la juxtaposition étroite de cellules polyédriques, cubiques, cunéiformes ou allongées, selon des modes d'association variés à l'infini : entre les éléments, on peut suivre de fins tractus conjonctifs émanés de la trame péricordonnale. Les cellules les plus périphériques reposent souvent sur celle-ci par une base élargie, mais on observe aussi la disposition inverse.

Les *pseudo-acini* rappellent assez exactement les acini vrais des glandes à sécrétion externe. Ils sont constitués par des éléments disposés en couronne autour d'un centre occupé par une *cellule « centro-acineuse »* plus ou moins dégénérée.

Quant aux *vésicules closes*, si l'on en rencontre parfois au sein du lobe antérieur, elles sont le propre de la région intermédiaire. Leur description sera donc mieux placée au paragraphe II (zone intermédiaire, p. 29).

En général, quel que soit le mode de coloration employé, les cellules hypophysaires se montrent sous deux aspects bien différents : les unes prennent fortement les colorants, tandis que les autres restent pâles. Depuis les travaux de Flesch, Lothringer, Rogowitsch, Benda, etc., il est devenu classique de dire que celles-ci sont des *cellules chromophobes* et celles-là des *cellules chromophiles*. Il est admis aussi, depuis les travaux de Thaon et de Launois, qu'il n'existe aucune régularité dans la répartition de ces deux sortes de cellules, contrairement aux assertions de Comte et de Caselli qui leur ont assigné des positions plus ou moins constantes (Testut). Nous décrirons successivement les cellules chromophobes et les cellules chromophiles.

I — Cellules chromophobes

Elles sont encore appelées *non granuleuses*, ou homogènes, ou principales. Ces éléments, nettement individualisés, sont reconnus par tous les auteurs. Ils se caractérisent essentiellement par leur peu d'affinité pour les colorants. Leur noyau, volumineux, clair, possède un réseau chromatinien très fin ; leur cytoplasma possède une structure alvéolaire manifeste. « Ces éléments, dit Soyer, offrent ce caractère très particulier de se refuser à toute coloration artificielle et se présentent sur les préparations avec l'aspect relativement pâle d'un dessin ou d'un lavis discret. » Ce même auteur, à propos d'une hypophyse de supplicié, admet que la zone périphérique du lobe antérieur est constituée par des cordons entièrement chromophobes. Bien que nous nous rangions à l'opinion de Thaon et Lauxois relatée plus haut, nous avons rencontré dans plusieurs hypophyses embryonnaires une zone de cordons pâles occupant le tiers ou le quart antérieur du lobe glandulaire, mais non toute sa périphérie.

II — CELLULES CHROMOPHILES

Elles sont encore appelées *granuleuses* ou hétérogènes.

Les éléments de cette seconde variété se caractérisent par la facilité et l'avidité avec lesquelles ils prennent les colorants. Selon que le protoplasma retient l'éosine (colorant acide) ou l'hématéine (colorant basique), la cellule envisagée est dite, dans le premier cas, *éosinophile* ou *acidophile*, dans le second cas *hématéinophile* ou *basophile* ou encore *cyanophile*. Telles sont les deux variétés classiques de cellules granuleuses.

a) *Groupe acidophile*

Dans ce premier groupe, Lauxois a distingué de grandes et de petites cellules, différentes à la fois par le noyau et par le cytoplasme. « Le protoplasme fortement coloré et presque homogène quand la cellule est petite, montre au fur et à mesure qu'elle est plus volumineuse, des granulations qui sont à la fois aurantiophile, fuchsinophile et *sidérophile* selon le mot employé pour ce dernier aspect obtenu par la laque ferrique de Heidenhain. Le noyau, condensé dans les petits éléments, présente dans les grands un réticulum délié. Quand la cellule atteint de grandes dimensions, on voit ses limites s'effacer. Les éléments, qui étaient au contact réciproque, fusionnent alors leur protoplasmes en une masse d'apparence plasmodiale. »

Pour d'autres auteurs, parmi les grandes cellules à gros noyau vésiculeux, il faut distinguer une variété à cytoplasma plus condensé et à noyau très chromatique.

b) *Groupe basophile*

Dans ce deuxième groupe, on est en présence d'éléments volumineux, plus ou moins arrondis, et contenant un noyau petit, vésiculeux. Les cellules sont bourrées de granulations avides des colorants basiques (BENDA, LAUNOIS, etc.) : « la cellule cyanophile doit sa réaction tinctoriale à de nombreuses granulations basophiles semées sur un fin réseau protoplasmique dont le fond reste toujours légèrement acidophile » .

Des travaux plus récents (LUCIEN) distinguent trois types de cellules basophiles : les unes petites, à protoplasme sombre, sont bourrées de granulations peu distinctes et possèdent un noyau pycnotique ; les autres, moyennes, à protoplasme fortement granuleux, possèdent des granulations bien distinctes ; d'autres enfin, de grande taille mais à granulations plus petites, présentent un noyau vésiculeux.

Noyaux libres

A côté des deux variétés types (chromophobes et chromophiles, Rogowitsch, le premier, a observé et décrit des *noyaux libres* qu'il a considérés soit comme des formes embryonnaires, soit, au contraire, comme le terme final de l'évolution des cellules hypophysaires (Prenant et Bouin).

Réticulum intraprotoplasmique, ergastoplasme et mitochondries

Certains auteurs, et en particulier Tello, ont décrit, dans les cellules épithéliales du lobe antérieur, un *réticulum intra-protoplasmique*, mis en évidence par la méthode d'Achucarro. Ce réticulum aurait une forte ressemblance avec le réticulum neurofibrillaire de la cellule nerveuse, mais on ne l'observerait pas constamment, sa présence semblant dépendre et de l'alcalinité de l'argent ammoniacal, et de la durée de la fixation.

D'autre part, Celestino da Costa a observé, soit dans les cellules chromophobes, soit dans les cellules chromophiles, des formations filamenteuses homologues à celles découvertes par Garnier (de Nancy) dans les cellules séreuses et dénommées *ergastoplasme*.

Enfin, on a signalé, plutôt que décrit, des *formations mitochondriales* faciles à mettre en évidence par fixation dans le liquide de Regaud et par coloration à la laque ferrique. On les a rapprochées des mitochondries existant au niveau d'autres organes.

Produits de sécrétion : *Graisse et substance colloïde.* — Nous ne ferons que mentionner la présence constante de *graisse*, au moins chez les mammifères. Elle est mise en évidence par l'acide osmique ou par le Sudan III sous forme de grains plus ou moins volumineux. Ces grains se rencontrent dans tous les éléments constitutifs de l'hypophyse ; contrairement à l'opinion de BENDA, la sécrétion de graisse n'est donc pas le privilège de certaines cellules.

Les *corps mûriformes* de LOËPER doivent être considérés comme un amas de cellules graisseuses ; celles-ci se montrent sous l'aspect de vacuoles, sur toutes les coupes traitées par un dissolvant de la graisse, comme le toluène habituellement employé.

Comme la *substance colloïde*, produit de sécrétion spécifique, est surtout l'apanage de la région intermédiaire ou zone cystiforme, nous en ferons la description au paragraphe correspondant.

CYTOPHYSIOLOGIE

A l'heure actuelle, il semble admis qu'il existe bien deux sortes de cellules glandulaires : les cellules chromophobes et les cellules chromophiles. Leurs différences morphologiques et tinctoriales correspondent à des stades fonctionnels différents : période de repos quand l'élément est pâle, période d'activité quand l'élément est avide de colorant. Dans ce cas, le cytoplasma cellulaire est bourré de granulations qui ont fixé le colorant et qui doivent être considérées comme le produit de sécrétion.

D'autre part, on doit penser que les diverses cellules ne sont que les expressions physiologiques successives d'un même élément, en d'autres termes, que chaque élément évolue suivant un cycle déterminé et toujours le même que nous résumerons ainsi : la cellule chromo-

phile correspond au stade d'activité élaboratrice. Au fur
et à mesure que son produit s'évacue, le noyau se gonfle,
son réticulum est plus net, plus fin. Le protoplasme pâlit,
la cellule devient chromophobe, c'est-à-dire élément
épuisé ayant achevé son travail sécrétoire. Peu à peu, les
limites cellulaires s'estompent et alors le noyau très clair,
entouré d'un protoplasme mal délimité, représente le
terme ultime des transformations cellulaires (THAON). Et
un nouveau cycle sécrétoire recommence semblable au
précédent.

Quant au mode d'évacuation, il doit se faire indistinc-
tement par les deux pôles de la cellule : soit par le pôle
apical dans le pseudo-acinus, soit par le pôle basal, directement dans les interstices conjonctifs ou dans les capillaires.

Y a-t-il une relation entre la quantité de colloïde et
l'âge de l'animal sacrifié ? Il est reconnu que la glande
vieille contient plus de colloïde que la glande jeune. A
ce sujet, THAON fait remarquer « que l'hypophyse des
enfants et des animaux jeunes, malgré une activité dont
témoignent des aspects cellulaires très divers, contient
peu de colloïde éosinophile homogène, tandis que la
glande des sujets âgés en contient relativement beaucoup et sous un aspect encore plus homogène que celle
de l'adulte ».

§ II. — **Zone intermédiaire**

De par son origine embryologique, la *zone intermédiaire* appartient au lobe glandulaire, mais on la rattache
fréquemment à la neurhypophyse (SOYER).

Cette région est encore appelée *zone hilaire, cystogène*

ou *cystiforme*, *manteau* ou *portion médullaire*, couche des *cordons palléaux*, *portion interlobulaire*, *portion postérieure du lobe épithélial* (L_AUNOIS_), *lobule paranerveux* (J_ORIS_), *feuillet juxta-nerveux* (G_ENTÈS_), enfin *zone chromophobe* (S_TERZI_).

Cette région mérite une description toute différente selon qu'on s'adresse, chez les animaux, à des espèces différentes, et, chez l'homme, à l'embryon ou à l'adulte.

Un résumé d'un passage de S_OYER_ montre bien ces différences morphologiques : chez les carnassiers, la région intermédiaire est constituée, dans sa plus grande partie, par la paroi postérieure de la fente hypophysaire et se soude intimement au lobe nerveux dont elle semble n'être ainsi qu'un revêtement épithélial plus ou moins épais. Toutefois, cette formation épithéliale n'est pas du tout partie intégrante du lobe nerveux, car elle se continue sur toute la face antérieure de la fissure pituitaire où elle y est représentée par une couche très mince. La fente hypophysaire est donc bien enfermée tout entière dans le manteau. Ses éléments sont relativement petits et tranchent nettement par leur peu de colorabilité avec le reste du lobe glandulaire. D'où le nom donné à cette formation de région *chromophobe* du lobe antérieur (S_TERZI_). Chez l'homme, elle n'existe pas.

Très développée en bas de l'échelle, elle perd peu à peu de son importance à mesure que l'on remonte dans la série animale, pour devenir presque insignifiante comparée à la région chromophile, surtout chez l'homme où celle-ci n'est autre que le lobe antérieur tout entier. Chez l'homme donc, la région du hile ne se délimite que du côté du lobe nerveux et elle ne doit son individualité qu'à la présence de ses grandes vésicules ou lacs colloïdes

qu'on a considérés souvent comme représentant les restes
de la fente hypophysaire ou comme résultant d'un cloisonnement de cette cavité résiduelle de la poche de
Rathke.

Chez l'embryon humain, chez le nouveau-né et dans
les premières années de la vie, le lobule intermédiaire
se réduit à une fente tapissée d'un épithélium cylindrique. Au cours du développement, le cloisonnement
s'opère grâce à des soudures isolées s'établissant çà et là
entre les deux feuillets.

Aussi, chez l'embryon humain comme chez les carnassiers, pendant toute la vie, la zone intermédiaire offre-
t-elle à étudier, d'une part le *feuillet postérieur* ou *lobule
juxta-nerveux*, d'autre part la *fente* elle-même, avec son
revêtement antérieur. Nous décrirons ensuite les *vésicules
colloïdes*, contenant et contenu, qui caractérisent cette
région chez l'homme adulte.

Fente hypophysaire

La fente hypophysaire n'est autre que la cavité de la
poche de Rathke. Elle est donc limitée, primitivement,
par le feuillet antérieur et le feuillet postérieur de l'ébauche pharyngienne. Au cours du développement, tandis
que le feuillet antérieur augmente considérablement de
volume, sa zone postérieure conserve son caractère primitif en ce sens qu'elle subsiste sous la forme d'un épithélium cubique unistratifié, séparé de la région vrai-
ment glandulaire par un interstice cellulo-vasculaire. Il
n'est pas rare d'observer des cils sur le pourtour de la
fente. Le feuillet postérieur qui la limite en arrière
mérite d'être étudié à part.

Feuillet juxta-nerveux ou postérieur

Le feuillet postérieur, soudé plus ou moins vite au lobe nerveux, est constitué par une couche de cellules cylindriques reposant sur plusieurs assises de cellules de soutien. Tous ces éléments sont volumineux, possèdent un gros noyau et un cytoplasme assez réfractaire aux colorants. Entre ces divers éléments viennent se distribuer, en abondance, les nerfs provenant du lobe postérieur (Delille).

Après emploi de la méthode de Golgi, Gentès décrit la cytologie du feuillet para-nerveux de la façon suivante : on trouve d'abord, en allant de la fente épithéliale vers le lobe nerveux, une rangée de ventres cellulaires correspondant aux cellules cylindriques, mises en lumière par les colorations ordinaires. Ces cellules envoient des prolongements qui s'insinuent entre les autres cellules que nous allons signaler, à la façon des éléments de soutien de la muqueuse olfactive. Au-dessous de cette rangée, sont situées deux ou trois couches d'éléments bipolaires, d'un aspect si spécial, que le feuillet paranerveux parait avoir la structure d'un véritable épithélium sensoriel. Nous avons retrouvé, chez le chat et chez le chien, des éléments similaires que nous décrirons plus loin, sous le nom de cellules à épithélio-fibrilles.

Vésicules colloïdes

Tandis que chez les animaux à fente épithéliale persistante en totalité ou en partie, les vésicules sont de petits cystes régulièrement sphériques, d'aspect thyroïdien, répandus dans toute la bordure épithéliale du lobe ner-

veux, chez l'homme, elles se présentent très variées, pou-
vant parfois mériter par leur calibre le nom de « lacs
colloïdes » (SOYER).

Quelle que soit leur importance, les vésicules montrent
de grandes variations en ce qui concerne leur revêtement
épithélial et leur contenu colloïde.

D'après TELLO, l'épithélium est rarement cylindrique
et rarement muni de cils ; le plus souvent, il est constitué
par une seule couche de cellules aplaties, ovoïdes, pris-
matiques, etc., mélangées sans ordre, mais disposées en
un, deux ou plusieurs strates. Les petites vésicules sont
formées, en général, d'un épithélium cylindrique à une
seule couche ; les moyennes sont formées d'un épithélium
polymorphe à un ou deux strates ; les grandes, d'un
épithélium aplati à une seule couche. La matière colloïde
qui remplit ces vésicules est tantôt complètement homogène (petites vésicules) ; tantôt elle présente des masses
de concentration variée, distinctes et disposées à la façon
de rides ; fréquemment il existe dans la masse colloïde
des cellules et des détritus cellulaires qui sont des frag-
ments de protoplasme, de noyau, des granulations graisseuses, de fibrilles de nature encore discutée.

Entre les cellules épithéliales qui forment la paroi des
vésicules, TELLO a retrouvé des cellules spéciales décrites
auparavant par GEMELLI comme des cellules de soutien.
Ces éléments, arrondis ou ovoïdes, sont pourvus d'un très
fin réticulum interne qui enveloppe le noyau et s'accumule à l'un des pôles, l'extérieur généralement. Ce pôle
se prolonge souvent en une expansion excentrique qui se
termine entre l'épithélium et le tissu conjonctif sous-
jacent par une sphère ou par une pointe effilée.

Dans le tissu conjonctif qui sépare les vésicules, circulent des fibres nerveuses qui proviennent du plexus du lobe postérieur ou qui pénètrent directement de la tige dans la région du hile. Ces fibres, après un trajet variable et des divisions répétées, forment une arborisation située au-dessous de l'épithélium qui tapisse les vésicules. Les différents rameaux de l'arborisation montrent, de distance en distance, des varicosités réticulaires qui entrent en contact avec les cellules ovoïdes dont nous avons parlé plus haut.

Dans quelques cas, les fibres nerveuses pénètrent dans la substance colloïde dans laquelle elles peuvent décrire de larges trajets, quoique, en règle générale, elles l'évitent soigneusement (TELLO).

La substance colloïde est bien un produit de sécrétion spécifique, bien que certains auteurs (BENDA, GEMELLI) aient vu en elle l'indice d'un processus dégénératif ou d'une mauvaise fixation. Si, d'autre part, ce produit de sécrétion est surtout l'apanage de la région intermédiaire, qualifiée à juste titre de *zone cystiforme*, on en rencontre cependant au niveau du lobe glandulaire. Elle peut exister dans les cordons cellulaires, dans les pseudo-acini (follicules des anciens auteurs), dans la trame conjonctive, dans les vaisseaux.

Y a-t-il une ou plusieurs substances colloïdes ? En se basant sur les réactions tinctoriales, on conclut, avec MULON et LAUNOIS, qu'il existe seulement deux produits de sécrétion : l'un basophile, l'autre acidophile qui se présentent sous forme de granulations éosinophiles ou cyanophiles et correspondent aux cellules de la même catégorie.

§ III. — **Lobe nerveux**

La plupart des histologistes qui ont étudié l'hypophyse
ont donné une description étendue de son lobe glandulaire. Un grand nombre d'entre eux, par contre, ont plus
ou moins délaissé celle de son lobe nerveux, partant de
ce principe qu'il présentait un intérêt minime. Il faut
arriver aux travaux plus récents de GENTÈS, TELLO,
SOYER, etc., pour trouver un exposé complet de la structure neurhypophysaire.

La portion nerveuse de l'hypophyse fut longtemps
considérée comme une *physe* cérébrale atrophiée. Ceci
tient-il à ce que sa constance dans la série animale est
moins grande que celle du lobe antérieur ou au fait que
sa structure « tourbillonnaire », selon l'expression ima-
gée de SOYER, déroute un peu l'observateur ? Toujours
est-il, que les anciens auteurs comme SCHWALBE en 1881,
devant l'abondance des éléments et leur confusion extrême
comparent le lobe nerveux à un sarcome à cellules fusiformes, erreur qui peut s'expliquer par l'emploi des
méthodes alors en usage. Plus tard, KRAUSE, LOTHRINGER,
TOLDT, SCHEFFER, RAUBER, COMTE, employant les procédés ordinaires de coloration du tissu connectif, sont
frappés par son abondance, et, tenant compte de l'origine
nerveuse du lobe postérieur, pensent qu'il s'agit là d'un
organe en voie de dégénérescence.

Cependant LOTHRINGER déjà (1886), avec une grande
perspicacité, décrit un tissu, rappelant la substance
névroglique, formé de cellules étoilées, anastomosées, qui
paraissent combler les mailles conjonctives.

Deux ans plus tard, TOLDT est frappé par l'aspect de

certaines cellules qui ressemblent à des éléments gan-
glionnaires et contiennent du pigment.

A leur suite, RAUBER, en 1894, observe la présence de
fibres nerveuses et, le premier, décrit des éléments ayant
l'aspect de cellules nerveuses.

En 1898, COMTE affirme que le pigment, décrit auparavant par TOLDT, se rencontre d'une façon constante en
plus des éléments névrogliques et conjonctifs dont la
présence ne fait plus aucun doute. Depuis cet auteur,
toutes les descriptions se rapportant au lobe nerveux font
mention du pigment. SOYER insiste en particulier sur sa
présence et sa morphologie.

Cependant l'emploi de la méthode de Golgi avait permis d'élever la neurhypophyse au rang d'organe nerveux.
CAJAL y trouve des cellules étoilées et un riche plexus de
fibres provenant, au moins chez le rat, d'un ganglion
situé derrière le chiasma optique. Cet auteur ne se pro-
nonce pas sur la nature des cellules dont le corps émet
des expansions courtes, fines, à extrémités verruqueuses,
mais pas de cylindre-axe ; par contre, il démontre la
nature nerveuse des fibres, tant par leur aspect que par
leur origine, et leur trajet descendant tout le long de la
tige pituitaire (TELLO).

BERKELEY, en plus des fibres nerveuses et de la névroglie, conclut à l'existence de cellules nerveuses qu'il rap-
porte à six types différents.

KÖLLIKER et RETZIUS, employant la méthode au chromate d'argent, décrivent eux aussi la névroglie. Pour
RETZIUS, elle est même si abondante que le tissu conjonctif est réduit aux seules gaines vasculaires.

Somme toute, dès cette époque, la constitution de la
neurhypophyse est connue dans ses grandes lignes mal-

gré quelques divergences d'opinions. Chacune des méthodes employées révélait spécifiquement certains éléments, exagérant ainsi leur importance. Au début, l'emploi des colorants électifs du tissu connectif explique la description unique d'éléments conjonctivo - vasculaires semblant occuper tout le lobe nerveux. Avec la méthode de Golgi, Retzius exagère l'importance de la partie névroglique au détriment du tissu interstitiel qui, de l'avis de beaucoup d'auteurs, entre pour une large part dans la structure du lobe postérieur.

Grâce à l'emploi de procédés plus récents, comme la méthode à l'argent réduit ou ses modifications, la question neurhypophysaire semble être mise au point d'une façon complète. Citons Cajal, Gemelli, Gentès, Tello, Joris, Soyer, parmi les histologistes qui ont contribué le plus à cette étude dont nous pouvons formuler ainsi les grandes lignes : le lobe nerveux est formé pour une grande part de tissu conjonctivo-vasculaire ; dans les interstices de ses mailles larges, on rencontre surtout des éléments névrogliques, des cellules épendymaires plus ou moins nombreuses, et des fibres nerveuses abondantes.

Le lobe nerveux possède donc bien une structure véritablement nerveuse. Bien que Köhn et Berkeley concluent à l'existence de cellules nerveuses, les autres auteurs ne les ont point retrouvées et, à l'heure actuelle, on admet généralement qu'elles n'existent pas. Nous les passerons donc sous silence, dans la courte description que nous allons faire des éléments de la neurhypophyse, en nous reportant surtout aux travaux de Gentès, de Tello, de Soyer.

Fibres nerveuses. — Depuis l'emploi de la méthode Cajal, elles ont été mises en évidence d'une façon nette et constante dans la neurhypophyse. Ce sont des fibres « nues », c'est-à-dire sans myéline et sans gaine de Schwann. Extrêmement nombreuses et délicates, elles descendent parallèlement le long de la tige pituitaire, divergent de plus en plus à angle aigu, en atteignant le lobe nerveux, pour donner passage aux nombreux vaisseaux qui les accompagnent et finalement forment un riche plexus périphérique sous-jacent au feuillet juxta-nerveux. A ce niveau, les fibres atteignent leur calibre maximum.

Quelle est la destinée des ultimes ramifications des fibres de la neurhypophyse ? Plusieurs auteurs, tels que Cajal, Gemelli, Gentès, Pirrone et Tello, les ont vu entrer en relation par des extrémités libres, soit directement avec les cellules épithéliales qui tapissent les vésicules colloïdes de la région intermédiaire, soit avec des éléments épithéliaux transformés, inclus dans la paroi de ces vésicules et que les auteurs ont comparé à des cellules neuro-épithéliales. Ces dernières cellules s'observent particulièrement bien chez les animaux où la fente hypophysaire persiste pendant toute la vie, tels que le chat et le chien. Nous les avons retrouvées, et nous verrons ultérieurement ce qu'il faut penser et de leur nature, et de leur fonction.

L'existence de ces deux modes de ramescence des fibres du lobe nerveux autorise à émettre l'hypothèse que les unes sont centripètes et transmettent au sensorium, par l'intermédiaire des cellules neuro-épithéliales, des excitations déterminées, sans qu'on connaisse d'ailleurs le point d'arrivée de ces excitations, tandis que les autres seraient centrifuges et peut-être de nature excito-secrétoire.

Eléments de soutien. — Nous décrirons successivement le tissu glial et le tissu conjonctif de soutien. Le premier comprend à son tour les cellules névrogliques et les cellules épendymaires.

Tissu névroglique. — Les cellules nerveuses décrites autrefois par Krause et Berkeley doivent rentrer sans doute, ainsi que l'a vérifié Kölliker par la méthode de Golgi, dans le groupe des cellules névrogliques. Dans ce groupe, rentrent aussi beaucoup d'éléments, considérés primitivement comme de nature conjonctive banale. Cette erreur était due à l'emploi quasi-exclusif du liquide de Van Gieson qui colorait en jaune tout ce qui se trouvait dans les mailles conjonctivo-vasculaires, c'est-à-dire des noyaux nombreux, à corps cellulaire peu apparent et mal limité.

La méthode au chromate d'argent a permis de les identifier à des éléments névrogliques. Gentès confirme qu'il s'agit bien de cellules névrogliques, mais fait observer que leur imprégnation est difficile à obtenir, contrairement à ce qui se passe pour la névroglie du névraxe, et que leur morphologie en est assez différente. Pour Retzius, Berkeley et Gemelli, cette différence va même en s'accentuant du cerveau à l'infundibulum et surtout de l'infundibulum à la neurhypophyse où la névroglie se présente avec une apparence de plus en plus grossière (Soyer).

Tello, après coloration au bleu de toluidine, a décrit l'élément névroglique comme une cellule étoilée, possédant un noyau volumineux, sphérique, elliptique, ovoïde ou légèrement allongé, et un protoplasme abondant prolongé par de larges expansions ramifiées. Le tannate d'argent permet de déceler, dans certaines de ces cellules, des fibrilles pâles qui sillonnent le protoplasma et se continuent par les expansions.

La névroglie du lobe postérieur rentre-t-elle dans la variété protoplasmique à expansions courtes ou dans la variété fibreuse à expansions longues ? De l'avis de beaucoup d'histologistes et de Cajal en particulier, il semble qu'on ait affaire à des astrocytes à expansions courtes terminées par des extrémités verruqueuses, telles qu'on les observe dans la substance grise centrale, où elles constituent peut-être une glande interstitielle annexée au système nerveux. Il est vraisemblable que c'est en partie sur l'observation de telles cellules névrogliques que Joris base l'hypothèse à laquelle nous ferons allusion dans un instant.

Tissu épendymaire. — On sait que l'épithélium épendymaire tapisse toutes les cavités du névraxe ; il constitue donc les parois de l'ébauche nerveuse au début de son développement.

Ultérieurement, chez les animaux dont la cavité de la neurhypophyse subsiste pendant toute la vie, l'épithélium épendymaire se retrouve sous forme d'une couche de cellules cylindro-côniques, dont la base est munie de cils, et dont la pointe est prolongée par une expansion périphérique. Au fur et à mesure du développement, cette expansion perd toute connexion avec la périphérie du lobe nerveux et se termine librement après un court trajet.

Chez l'homme, la cavité ne persiste pas ; aussi ne trouve-t-on de cellules épendymaires qu'à la partie toute supérieure de la tige pituitaire ou le ventricule moyen se prolonge en un tout petit diverticule. Les autres cellules épendymaires se sont transformées probablement en cellules névrogliques.

Pour JORIS, les cellules épendymaires seraient susceptibles de se multiplier en donnant naissance, soit à des vésicules ciliées, incluses dans le stroma du lobe nerveux, soit à des cellules qui se mêlent aux éléments de la paroi postérieure de la poche de Rathke qu'elles seraient susceptibles de remplacer ; toujours est-il que cet auteur leur attribue une valeur nettement glandulaire.

Tissu conjonctivo-vasculaire. — Il est essentiellement représenté par la coque d'enveloppe périphérique d'une part, et par un trousseau fibreux axial d'autre part. Ces deux systèmes fondamentaux sont complétés par des travées principales qui les relient l'un à l'autre en formant les gaines des vaisseaux. A leur tour, ces travées principales sont reliées par de fines anastomoses connectives mises en évidence par les méthodes d'Achucarro et de Bielschowsky beaucoup mieux que par le procédé de Van Gieson (TELLO).

Cette description cadre avec celle de SOYER : pour ce dernier, la charpente conjonctive divise le lobe nerveux en massifs primaires et secondaires.

Le tissu conjonctif est représenté par des cellules allongées, fusiformes, munies d'un noyau en bâtonnet aux deux pôles duquel s'accumule un protoplasme étiré et dont les caractères sont ceux des fibroblastes.

Nous rattacherons au tissu connectif certains éléments que l'on rencontre d'une façon plus ou moins constante — selon l'âge et l'espèce — au sein de la neurhypophyse : le pigment, les corps énigmatiques, les éléments d'origine mésenchymateuse, enfin les cellules palléales immigrées. Nous adoptons cet ordre et cette nomenclature pour rester en accord avec le travail de Soyer qui nous servira de guide dans le résumé suivant :

Pigment. — Le pigment n'apparaît pas comme une formation quelconque, localisée au hasard. Il se présente sous forme de grains d'aspect et de coloration variables, disposés en amas plus ou moins étoilés, en connexion les uns avec les autres. Ces amas ressemblent à des cellules à pseudopodes dont le contenu seul est révélé et qui constituent les pigmentophores. Soyer leur attribue une originé mésenchymateuse et un rôle double : celui d'incorporer et de véhiculer toutes sortes de détritus nerveux, névrogliques ou épendymaires, et celui de remplacer les éléments détruits ou usés du manteau, en se transformant peu à peu en cellules éosinophiles. C'est ce que l'auteur qualifie « d'épithélialisation par pseudo-parasitisme ».

Pour Livon et Peyron, au contraire, les pigmentophores seraient des cellules névrogliques élaborant leurs granulations pigmentaires aux dépens des produits du lobe glandulaire et plus particulièrement des cellules palléales éosinophiles et basophiles en voie d'immigration.

Au point de vue chimique, le pigment hypophysaire, de nature mélanique, est comparable au pigment de la zone réticulée des capsules surrénales.

Corps énigmatiques. — Outre les pigmentophores, il existe, disséminés en de rares endroits du lobe nerveux, des corpuscules réfractaires aux colorants, ne possédant pas de noyau propre, mais accompagnés de noyaux conjonctifs. Bien que Livon et Peyron les considèrent comme le terme ultime de l'involution des éosinophiles et des basophiles issus du lobule paranerveux, SOYER préfère les qualifier « d'énigmatiques » bien que leur aspect rappelle d'une part les corps de Glüge et d'autre part certaines images de neurophagie.

Eléments d'origine mésenchymateuse. — Ce sont des lymphocytes généralement groupés en foyers et qui se rapprochent des pigmentophores par leur tendance à l'hyperchromasie. Pour SOYER, cette hyperchromaticité caractériserait tous les éléments envahisseurs non voués à un rôle de soutien, mais fonctionnant comme régénérateurs.

Cellules palléales immigrées. — Les cellules palléales ou constitutives du manteau forment un revêtement épithélial à la moitié antérieure du lobe nerveux. Au point de vue cytologique, elles sont caractérisées par leur aspect granuleux et leur éosinophilie accentuée (SOYER).

Ce revêtement, plus ou moins curviligne en bordure de la fente hypophysaire, présente sur la face opposée des aspérités qui s'enfoncent comme des coins dans le tissu de la neurhypophyse et donnent, en coupe, une image festonnée. Au niveau des pointes, les cellules forment des traînées terminales de moins en moins compactes. Quelques-unes se détachent complètement pour s'enfoncer, isolément ou par groupes, dans l'épaisseur du lobe postérieur. Les cellules ainsi entraînées semblent dégénérer très vite en formant de petites nappes colloïdes, tantôt mal endiguées et répandues en flaques peu visibles, tantôt amassées en vésicules erratiques parfaitement limitées. Nous avons vu plus haut que JORIS attribue à ces vésicules erratiques une origine épendymaire. Quoi qu'il en soit, il existe au sein de la neurhypophyse des formations colloïdes qui rappellent en petit celles qu'on observe en plus grande abondance dans la région cystiforme.

MODIFICATIONS PATHOLOGIQUES DES ÉLÉMENTS NERVEUX DE L'HYPOPHYSE

Pour terminer l'histologie du lobe nerveux de la glande pituitaire, il nous a paru utile de décrire sommairement les modifications pathologiques qu'il peut présenter. Elles comprennent et les phénomènes dégénératifs et les phénomènes régénératifs des fibres nerveuses. Nous les exposerons successivement, après quoi nous donnerons un court aperçu histophysiologique sur le rôle de la neurhypophyse.

Phénomènes dégénératifs des fibres nerveuses. — Les fibres nerveuses qui constituent le riche plexus de la neurhypophyse présentent, avec une grande fréquence, des phénomènes de dégénérescence analogues dans leurs effets à ceux que CAJAL a reproduits expérimentalement dans le cerveau en sectionnant des fibres ; celles-ci se fragmentent en une série de sphères qui perdent graduellement leur structure et se réduisent en masses pâles à peine reconnaissables.

On rencontre dans certaines hypophyses de véritables amas de ces sphères de dégénérescence et l'on peut étudier histologiquement toutes les phases par lesquelles passent les fibres dégénérées. Le réticulum neurofibrillaire persiste un certain temps, puis il se rétracte, et cette rétraction aboutit à la coexistence de deux parties bien distinctes dans la fibre fragmentée : une partie réticulaire, à mailles serrées, que le nitrate d'argent met encore très bien en évidence, et une partie homogène, l'axoplasme. Plus tard, le réticulum disparaît ; il ne persiste que la portion plasmatique qui finit elle aussi par s'évanouir sans laisser de trace.

A côté de ces dégénérescences fragmentaires, il existe une autre variétés de fibres que Cajal a décrites sous le nom de « fibres conservées » et qui est le résultat des ruptures brusques, comme c'est le cas dans les hémorragies : les fibres nerveuses, bien que rompues, persistent quelques jours intactes, se teignant d'une façon intensive par l'argent.

De tels phénomènes sont, ou bien espacés et isolés, ou bien groupés en foyers ; on les a signalés chez l'enfant, mais ils sont bien plus fréquents chez le vieillard et Lucien les y a particulièrement bien étudiés : la dégénérescence des fibres est due alors à l'envahissement de la neurhypophyse par des formations glandulaires — vésicules colloïdes erratiques — qui donnent naissance à de véritables adénomes.

Phénomènes régénératifs des fibres nerveuses. — Ils constituent la conséquence obligée des phénomènes de dégénérescence, les fibres nerveuses rompues montrant une tendance évidente à la régénération lorsqu'aucun obstacle ne s'y oppose. Ils sont caractérisés par une revégétation des fibres, par l'apparition de massues analogues à celles que présentent les axones à l'époque de la croissance, par la présence d'arborisations terminales en des endroits où il n'y en a pas habituellement, par la présence de fibres rétrogrades, par l'individualisation des neurofibrilles.

Histophysiologie. — La présence de cellules glandulaires, et plus spécialement de vésicules colloïdes au sein de la neurhypophyse, peut-être considérée comme une preuve de la nature sécrétrice de cet organe et partant, des effets qu'exerce l'extrait du lobe postérieur sur la pression sanguine. Cependant, quelques histophysiologistes ont émis l'idée que la sécrétion du lobe glandulaire est susceptible de s'accumuler dans le lobe postérieur dont la structure conjonctivo-gliale se prête parfaitement à ce rôle de réservoir.

D'autre part, CAJAL et TELLO, s'appuyant sur la richesse du plexus fibrillaire dans la neurhypophyse et sur la présence de cellules bipolaires dans son revêtement épithélial, tendent à démontrer la nature sensorielle du lobe postérieur. Enfin, SAJOUS pense que l'hypophyse est en relation avec les capsules surrénales par l'intermédiaire du sympathique et DE CYON suppose des connexions semblables avec le corps thyroïde.

DEUXIÈME PARTIE

Technique et Matériel

Prélèvements

Il est inutile de décrire la façon de prélever une hypophyse. Cependant nous ferons remarquer que, chez le chien, l'énucléation de la glande pituitaire est particulièrement facile puisqu'elle plonge à même dans le liquide céphalo-rachidien. En outre, nous avons observé chez le cobaye une disposition spéciale à cet animal. Le lobe nerveux, médian, grisâtre, tranche nettement sur le lobe glandulaire qui semble être formé de deux parties distinctes se présentant à droite et à gauche du lobe postérieur sous l'aspect de deux petites masses blanchâtres et losangiques. Ce pseudo-dédoublement est dû à ce que la zone médiane et antérieure du lobe glandulaire, qui de fait unit en avant les deux parties latérales, est cachée par la tige pituitaire dirigée, chez le cobaye, très obliquement d'avant en arrière et de haut en bas.

Fixation

Chaque fois que l'abondance de matériel nous l'a permis, nous avons fixé chaque type d'hypophyse dans la série des fixateurs suivants :

1) Le liquide de Bouin.

2) Le liquide de Regaud.

3) Le formol à 5 % ou à 10 %.

4) Le liquide de Flemming.

5) L'alcool ammoniacal, comme fixation préalable de la méthode à l'argent réduit, conduite de la façon suivante : alcool à 70°, puis alcools progressivement renforcés jusqu'à atteindre 90° au bout de 6 heures. Immersion pendant 24 heures dans l'alcool ammoniacal à raison de V gouttes d'ammoniaque pour 50 cc. d'alcool à 90°. Lavage rapide à l'eau distillée. Imprégnation au nitrate d'argent à 1,50 % pendant 4 jours, à l'obscurité, dans une étuve à 37°. Au sortir de celle-ci, lavage rapide et réduction par l'hydroquinone ou l'acide pyrogallique.

6) Rarement nous avons employé le sublimé acétique, le liquide de Tellyesniczky ou encore le formol nitrate d'argent.

INCLUSION

Toutes nos pièces ont été incluses dans la paraffine à 52° selon la technique habituelle.

COUPES

Nous avons débité toutes nos hypophyses en coupes sériées d'une épaisseur de 3,4 ou 5 μ, sauf celles traitées par la méthode de Cajal où l'épaisseur fut augmentée de 4 à 6 μ.

COLORATION ET MONTAGE

Les coupes imprégnées par l'argent réduit furent montées directement au baume de Canada. Toutes les autres furent colorées au préalable. Comme pour la fixation, nous avons employé la série des colorants suivants :

1) L'hémalun acide de Mayer-éosine.

2) L'hématoxyline au fer de Heidenhain - éosine ou orange ou éosine-orange.

3) Le liquide de Mallory.

4) Le colorant de Mann.

5) L'histopolyéosinate de bleu de méthylène selon la méthode de Crétin pratiquée de la façon suivante :

Déparaffiner au xylol.

Laver dans la solution alcool absolu-carbonate de lithine, dans le cas de fixation au liquide de Bouin, puis dans l'eau à 45° pendant quelques minutes.

Déshydrater à l'alcool méthylique absolu.

Verser sur la coupe X à XV gouttes de polyéosinate H ou Histopolyéosinate. Laisser en contact à la chambre humide de 2 à 5 minutes.

Verser ensuite sur le premier réactif 1 cc. 5 de la solution :

    Bleu dérivé.............. V gouttes.
    Eau distillée............. 30 cc.

Laisser en contact de 10 à 20 minutes.

Laver la coupe, en l'immergeant sans l'incliner, dans un cristallisoir rempli d'eau distillée.

Essuyer avec un linge l'excès d'eau sur la lame, tout autour de la coupe, puis sur la lame inclinée, verser sur le bord supérieur de la coupe une certaine quantité de terpène.

Étancher au buvard la goutte d'eau rassemblée à la partie inférieure de la coupe.

Chasser l'excès de terpène en plongeant la coupe une ou deux minutes dans le xylol.

Immerger ensuite la coupe pendant 3 à 5 secondes dans le liquide suivant :

    Eosine ordinaire.... 0,10 centigrammes.

    Acétone pure....... 100 cc.

Quand la différenciation paraît suffisante, c'est-à-dire quand macroscopiquement la coupe est violet - clair, immersion très rapide dans l'acétone pure, pour éliminer l'excès d'éosine.

Xylol ou terpène.

Monter dans l'huile de cèdre.

N. B. — Pour les pièces fixées au liquide de Bouin, il est nécessaire, après avoir traité les coupes par l'alcool absolu-carbonate de lithine, de les laver pendant quelques minutes dans l'eau à 45°.

Pour le formol, laver longuement à l'eau tiède.

Comme cette technique est assez délicate à effectuer, nous avons tenu à comparer nos colorations à celles pratiquées par M. Crétin ; nous le remercions pour l'empressement qu'il a mis à répondre à notre désir et pour la note (reproduite plus loin) qu'il a bien voulu nous communiquer.

Matériel

Tant chez l'homme que chez les différents mammifères, nous avons pu recueillir 40 hypophyses. Nous les énumérons avec la désignation du liquide fixateur.

Sur ces 40 hypophyses, nous avons utilisé plus particulièrement celles qui sont indiquées en italique dans le tableau ci-dessus. Les autres ont servi de terme de comparaison ou n'ont pas été prises en considération.

1	*Embryon humain de 3 cm. (grossesse tubaire).*	*liquide de Bouin.*
2	Embryon humain de 7 cm 3.	liquide de Bouin.
3	Embryon humain de 12 cm 5.	liquide de Bouin.
4	Enfant nouveau-né (15 jours).	liquide de Bouin.
5	Chien nouveau-né chloroformé.	liquide de Tellyesniezky.
6	Chien nouveau-né chloroformé	Pyridine-argent.
7	*Chien nouveau-né étranglé.*	*liquide de Regaud.*
8	Chien nouveau-né décapité.	liquide de Regaud.
9	Chien nouveau-né (30 heures).	formol à 10 %.
10	*Chien nouveau-né (78 heures).*	*liquide de Bouin.*
11	Chien nouveau-né (5 jours).	alcool-ammoniaque-argent.
12	Chien adulte.	liquide de Bouin.
13	*Chat nouveau-né saigné.*	*liquide de Bouin,*
14	*Chat nouveau-né saigné.*	*liquide de Regaud.*
15	Chat nouveau-né (48 heures).	liquide de Flemming.
16	Chat nouveau-né (48 heures).	alcool-ammoniaque-argent.
17	Chat 15 jours chloroformé.	liquide de Bouin.
18	Embryon de cobaye 3 semaines environ.	liquide de Bouin.
19	*Embryon de cobaye presque à terme.*	*liquide de Bouin.*
20	Embryon de cobaye presque à terme.	liquide de Regaud.
21	Embryon de cobaye presque à terme.	liquide de Regaud.
22	Embryon de cobaye presque à terme.	liquide de Flemming.
23	Embryon de cobaye presque à terme.	formol à 10 %.
24	Embryon de cobaye presque à terme.	alcool-ammoniaque-argent.
25	Cobaye adulte chloroformé.	formol-argent.
26	*Cobaye adulte saigné plusieurs fois.*	*liquide de Bouin.*
27	Embryon de mouton 6 cm.	liquide de Bouin.
28	Embryon de mouton 7 cm.	liquide de Bouin.
29	Embryon de mouton 9 cm 5.	liquide de Bouin.
30	Embryon de mouton 11 cm.	liquide de Bouin.
31	*Embryon de mouton 21 cm.*	*liquide de Bouin.*
32	Embryon de mouton 25 cm.	liquide de Bouin.
33	Embryon de mouton 25 cm.	alcool-ammoniaque-argent.
34	Embryon de mouton 30 cm.	liquide de Bouin.
35	Embryon de veau 13 cm.	liquide de Bouin.
36	*Fœtus de veau.*	*formol à 10 %.*
37	*Embryon de lapin 22 mm.*	*formol à 5 %.*
38	*Embryon de porc 21 cm.*	*sublimé acétique.*
39	Embryon de brebis 8 cm.	liquide de Bouin.
40	Embryon de brebis 30 cm.	liquide de Bouin.

TROISIÈME PARTIE

Recherches personnelles

On a lu plus haut la liste des objets qui ont servi à la présente étude. D'après leur nombre et leur nature, il est facile de se rendre compte que notre travail ne porte que sur quelques stades du développement de l'hypophyse et qu'il n'est qu'une contribution à l'étude de l'organogenèse et de l'histogenèse de cette glande. Néanmoins, nous avons pu, croyons-nous, malgré les limites de temps et de matériel auxquelles nous avons été soumis, apporter un nombre de faits suffisant pour justifier la présente publication et attirer l'attention des histologistes qui s'occupent de l'hypophyse.

§ 1. — Stade du sac hypophysaire

Nous avons utilisé un embryon de lapin de 22 millimètres fixé au formol à 5 % et débité en coupes sériées suivant le plan sagittal antéro-postérieur. Nous n'avons retrouvé aucune trace du point de départ pharyngien de l'ébauche antérieure, mais dans l'épaisseur même du futur cartilage sphénoïdal, nous avons aperçu, sur certaines coupes, des vestiges du cordon hypophyso-pharyngien sous forme de quelques cellules disposées en un fragment de travée irrégulière.

L'ébauche glandulaire figure sur toutes les préparations ; l'ébauche nerveuse, au contraire, n'est visible que
sur les coupes les plus médianes ; le diverticule pharyngien est donc beaucoup plus important que le diverticule
cérébral dès les premiers stades du développement. Nous
les décrirons successivement tant au point de vue organo-
génique, qu'au point de vue histogénique.

Ebauche antérieure

On doit se la représenter comme un sac fermé de toutes
parts par une paroi d'épaisseur uniforme. De forme ellipsoïde, elle est orientée dans le plan frontal, quoique légèrement oblique de bas en haut et d'arrière en avant. Cette
situation permet de lui décrire une paroi ou feuillet antérieur, et une paroi ou feuillet postérieur. L'un et l'autre
feuillet sont constitués par un épithélium prismatique
stratifié (3 à 6 rangées de noyaux) qui rappelle assez
exactement l'épithélium des voies respiratoires supé-
rieures, celui de la trachée par exemple. Comme lui, il
est cilié, sans doute totalement, bien que nos préparations ne permettent pas de distinguer les cils sur tout
le pourtour de la lumière. Par contre, elles montrent
nettement une rangée ininterrompue de corpuscules
basaux colorés en noir par la laque ferrique.

Les diverses colorations employées nous ont révélé que
si les cellules épithéliales n'ont pas toutes la même forme,
elles ne présentent par contre aucune différenciation
tinctoriale.

Avec l'hématoxyline au fer et l'éosine par exemple,
tous les éléments présentent une structure identique et
une coloration uniforme. Toutes les cellules sont allon-

gées, cylindriques, sauf les plus profondes, par rapport
à la fente épithéliale, qui sont plus ou moins polyédriques. Le cytoplasme est presque réfractaire à l'éosine
tandis que le noyau prend une teinte bleu-violet qui
tranche sur la teinte claire du corps cellulaire. La chromatine nucléaire est fortement imprégnée de noir.

Les figures de division cellulaire y sont extrêmement
nombreuses. On en compte douze à quinze par coupe
tant dans le feuillet postérieur que dans le feuillet antérieur, mais elles sont plus abondantes dans celui-ci que
dans celui-là. Les cellules qui se divisent sont plus volu-
mineuses, mais le noyau surtout est gonflé ; en même
temps il est devenu pâle, ce qui fait mieux ressortir les
chromosomes colorés en noir intense. Ces mitoses se
retrouvent également au niveau des cellules endothéliales
d'un large vaisseau qui suit le feuillet postérieur sur presque toute sa hauteur.

Cette multiplication active permet de conclure que les
parois du sac hypophysaire s'accroissent sur place, avant
de proliférer vers l'extérieur sous forme de bourgeons, et
que cet accroissement est surtout prononcé au niveau de
la paroi antérieure.

Cependant, les bourgeons font déjà leur apparition au
stade qui nous occupe. En effet, à la partie tout inférieure
du feuillet antérieur, on assiste sur certaines coupes à
l'émission d'une ou deux excroissances petites et pleines.
A leur niveau, les cellules de l'épithélium antérieur ont
toutes perdu leur aspect primitif allongé, si bien qu'on
passe sans transition aux cellules polyédriques de l'amas
extériorisé. Tandis que le tissu mésenchymateux est
envahi, la trame conjonctivo-vasculaire qui entoure complètement l'ébauche antérieure est refoulée au devant du

bourgeon. Ses éléments, qui se multiplient aussi activement, ne montrent aucune différenciation quant à leur structure et à leur coloration.

EBAUCHE POSTÉRIEURE

Elle affecte la forme d'un doigt de gant créé par évagination du plancher du ventricule moyen. Cette évagination descend le long du feuillet postérieur dont elle reste séparée par un interstice connectif. Vu son orientation sensiblement parallèle à celle de l'ébauche pharyngienne, le doigt de gant cérébral présente une paroi postérieure et une paroi antérieure, limitant un espace clair, diverticule de la cavité ventriculaire.

Les parois, comme celles du plancher originel, sont formées par une assise de cellules épendymaires ciliées, à gros noyau allongé. Une rangée de corpuscules basaux court tout le long de la surface interne des éléments cellulaires.

La cavité primitivement unique est ici déjà cloisonnée par des anastomoses pariétales constituées, elles aussi, par un épithélium épendymaire unistratifié.

§ II. — Stade des bourgeons

Un embryon humain de 3 centimètres, recueilli au cours d'une grossesse tubaire opérée, fut fixé en entier au liquide de Bouin et inclus à la paraffine. Nous avons pratiqué des coupes sériées de la tête, selon le plan frontal, au niveau de la selle turcique. Les coupes furent colorées de diverses manières (hématoxyline au fer ou hémalun-éosine, Mallory, Mann, P. Masson).

Nous avons ensuite dessiné nos coupes à la chambre claire à un grossissement de 3o diamètres, ce qui nous a permis de faire une reconstruction plastique d'après le procédé de Born. En même temps que la glande hypophysaire, nos dessins intéressent la partie du cerveau sus-jacente, c'est-à-dire plus spécialement le plancher du ventricule moyen, et, de ce fait, nous avons obtenu les connexions cérébro-hypophysaires.

La *figure 1* reproduit la face inférieure des deux ébauches hypophysaires. L'ébauche glandulaire affecte, dans son ensemble, la forme d'un fer à cheval à concavité postérieure. Un plan vertical séparerait ce fer à cheval en deux moitiés symétriques constituées de la manière suivante : ce sont deux tubes, deux sacs, aplatis de haut en bas, incurvés l'un vers l'autre de manière à ménager un espace fusiforme, médian, dans lequel on aperçoit l'ébauche nerveuse qui s'y trouve enchâssée. Chacun de ces sacs comprend une partie antérieure et une partie postérieure. Les bords latéraux des deux parties antérieures émettent des bourgeons irréguliers qui donnent au contour de la glande, à cet endroit, un aspect bourgeonnant. Quant aux extrémités postérieures des sacs glandulaires, elles sont lisses et fermées en cul-de-sac. On peut donc, en considérant notre reconstruction plastique par en-dessous, se figurer l'ébauche glandulaire comme un tube épithélial fermé de toutes parts, aplati de haut en bas, et enroulé incomplètement autour de l'ébauche nerveuse.

Dans sa plus grande longueur, la reconstruction mesure 70 millimètres ; dans sa plus grande largeur, 67 millimètres, l'épaisseur étant en moyenne de 14 millimètres. Pour le lobe nerveux, nous trouvons une longueur de

36 millimètres sur une largeur maxima de 12 millimètres.

Il est à remarquer que l'ensemble des ébauches hypophysaires représente un organe aplati aussi de haut en
bas et situé nettement dans un plan horizontal. Par
conséquent nous devons distinguer ici, à l'ébauche glandulaire, un feuillet supérieur et un feuillet inférieur. En
outre, ce qui représente ici le feuillet juxta-nerveux des
auteurs, habituellement appelé feuillet postérieur, c'est
la paroi épithéliale qui limite la concavité du fer à cheval.
On se fera une idée de ces dispositions en examinant les
coupes pratiquées à différents niveaux de la glande. C'est
dans ce but que nous avons fait trois coupes frontales
passant par les lignes xx', yy' et zz'.

En xx' (*fig.* 2), la coupe intéresse seulement le lobe
glandulaire à sa partie la plus large. Le feuillet inférieur
est mince comme dans les stades plus jeunes. Le feuillet
supérieur par contre est plus épais et cette épaisseur est
d'autant plus accusée qu'on se rapproche des extrémités
latérales qui sont les zones de prolifération active. De
plus, notre coupe suivant xx' montre que la cavité de
l'ébauche hypophysaire présente un diverticule médian,
correspondant à un lobule, qui répond à la face antérieure de la tige pituitaire (*lobule de la tige* de Joris).
Ce lobule prend naissance grâce à une évagination de la
paroi supérieure du lobe glandulaire dans sa portion
moyenne. La cavité hypophysaire, qu'on trouve représentée sur des coupes plus antérieures, par une fente
horizontale dilatée à ses extrémités, devient à ce niveau
trifurquée, affectant dans son ensemble la forme d'un T
renversé.

La figure suivante (section suivant yy') intéresse à la

fois les deux lobes. Le lobe glandulaire est moins bourgeonnant et sa cavité tendrait à reprendre sa disposition transversale primitive, si le lobe nerveux, dont on aperçoit l'extrémité antérieure, ne venait repousser la paroi inférieure de l'ébauche pharyngienne : celle-ci se trouve, tout entière, refoulée contre la base du cerveau. Aussi voit-on le lobule médian, décrit plus haut, perdre de son importance pour ne plus constituer qu'un tout petit renflement de la paroi supérieure glandulaire. La paroi inférieure, dans la zone qui épouse le contour supérieur du lobe nerveux, constitue le feuillet juxta-nerveux.

Enfin, sur la *figure* 4 (au niveau de *zz'*), on voit la surface de section des branches du fer à cheval (à parois lisses, non bourgeonnantes) et l'ébauche nerveuse au niveau de son attache cérébrale. Cette attache n'est autre que la tige pituitaire dont le lobe nerveux proprement dit constitue le renflement terminal.

En somme, cette reconstruction plastique nous a permis de voir que le feuillet inférieur (feuillet paranerveux adulte) conserve ce même aspect de simplicité et de régularité qu'il avait au stade antérieur, et que le feuillet supérieur (feuillet antérieur adulte) est, par contre, le siège d'un bourgeonnement actif, surtout accusé au niveau de ses parties antérieure et antéro-latérales. Avant d'aborder la cytologie proprement dite, nous nous occuperons d'abord du mode de formation des bourgeons.

Primitivement, et c'est encore le cas au niveau du feuillet postérieur dans sa totalité, et au niveau du feuillet antérieur en de rares endroits, la paroi de la poche de Rathke est constituée par un épithélium stratifié et cilié dont la hauteur, mesurée par les assises superposées de noyaux, subit des variations locales ; mais d'une façon générale, le feuillet antérieur, dans son ensemble, est beaucoup plus épais que le postérieur. Nous avons en effet noté, chez le lapin, la plus grande abondance de figures de division dans la paroi antérieure que dans la paroi postérieure, et nous en avons conclu, qu'avant de s'extérioriser sous forme de bourgeons, la paroi qui leur donnerait naissance s'accroissait d'abord sur place.

Nous avons décrit la paroi antérieure, comme constituée par des éléments allongés perpendiculairement à la cavité du sac, sauf dans sa partie profonde, où les éléments prennent un aspect plus ou moins polyédrique. C'est aux dépens de cette couche basale que naissent les bourgeons cellulaires. Aussi sont-il formés d'éléments morphologiquement semblables, c'est-à-dire par des cellules polyédriques groupées, et séparées du tissu mésenchymateux ambiant par une membrane conjonctivo-vasculaire.

Les bourgeons sont pleins et courts, contrairement à l'opinion de quelques auteurs, en particulier de Mihalkovics, Hertwig, Renaut, Launois, etc... Pour eux, les cordons se forment par l'invagination répétée de la paroi du sac hypophysaire, et de ce fait sont représentés par des tubes creux dont la lumière prolonge la cavité de ce sac.

Bien que nous ayiions rencontré cette disposition dans notre hypophyse d'embryon humain, elle nous a paru si rare, que nous la considérons comme anormale chez l'homme. Par contre, nous avons dû nous ranger à l'avis des auteurs plus haut cités, en examinant des hypophyses de chiens sacrifiés à la naissance.

Ainsi donc selon qu'on s'adresse à l'homme ou au chien, dans le premier cas, le bourgeon est plein et se forme seulement aux dépens de la partie profonde de la paroi originelle ; dans le second cas, le bourgeon, creusé d'une lumière, s'est formé par invagination de la paroi du sac dans toute son épaisseur.

Quel que soit leur mode de formation, les bourgeons que nous venons de décrire perdent peu à peu leur caractère primitif d'excroissance sessile pour devenir les véritables cordons cellulaires caractéristiques de la glande pituitaire.

Au début, le bourgeon s'implante largement sur la paroi épithéliale ; au fur et à mesure qu'il grossit, il se pédiculise au niveau de celle-ci, et c'est ce pédicule que nous désignons sous le nom de cordon proprement dit. La partie renflée qui le surmonte, ou *bourgeon primaire*, prend un aspect régulièrement circulaire. Comme il est le siège d'abondantes divisions cellulaires, il ne tarde pas à donner naissance, à son tour, à des bourgeons de second ordre, *bourgeons secondaires*, dont l'un prolonge le *cordon primitif*, tandis que les autres divergent en rameaux collatéraux. Les collatérales, nées de bourgeons différents, s'anastomosent plus ou moins vite entre elles, en délimitant de larges espaces conjonctivo-vasculaires.

Grâce à de nouvelles anastomoses et au grossissement des cordons, ces espaces se réduisent de plus en plus pour former, dans la glande adulte, les interstices intercordonnaux souvent réduits à la largeur d'un capillaire très fin.

Comment se présentent les cellules des bourgeons ou des cordons primitifs ? Ce sont des éléments dont le noyau se teinte en bleu-violet par l'hématoxyline et dont le protoplasme est presque réfractaire à toute coloration, comme cela arrive dans tous les tissus jeunes. Cependant, certains éléments très rares, plutôt arrondis que polyédriques, possèdent un noyau « pycnotique » et un protoplasme rouge sombre bien délimité. Ces éléments se rencontrent de préférence au voisinage immédiat des vaisseaux. Bien qu'ils ressemblent beaucoup aux hématies nucléées qui les avoisinent, nous ne concluerons pas quant à leur nature.

Il nous reste à jeter un coup d'œil sur le lobe postérieur. Celui-ci est surtout constitué par des cellules épendymaires, fusiformes, allongées, disposées perpendiculairement à la cavité. En bordure de cette cavité, on remarque des cils et une rangée de corpuscules basaux teintés en noir par la laque ferrique. Le corps des cellules épendymaires se prolonge extérieurement par une pointe qui s'implante sur la périphérie de l'ébauche postérieure, tout au moins au niveau de la tige pituitaire.

Le tissu conjonctif commence à envahir ce lobe nerveux en procédant de la périphérie vers le centre et entraîne avec lui quelques vaisseaux.

§ III. — **Stade des cordons grêles**

Nous avons tenu à montrer un intermédiaire entre le stade précédent et la glande à terme ou aux environs du terme ; nous décrivons cet intermédiaire sous le nom de *stade des cordons grêles*.

A ce stade, les espaces conjonctivo-vasculaires sont encore larges et les cordons qui les limitent sont aussi grêles qu'antérieurement : ils se sont accru en quantité, mais ont conservé leur caractère primitif. En même temps, ils se sont allongés, au sein du tissu mésenchymateux ambiant, jusqu'à atteindre le fond de la selle turcique. Rencontrant à ce niveau un tissu plus compact, on a l'impression que les cordons ont dû limiter leur extension périphérique, se couder à angle droit, et, glissant sur le plan résistant, s'anastomoser peu à peu les uns avec les autres. C'est pourquoi, sur les coupes d'embryon de porc que nous avons examinées, le lobe antérieur est essentiellement représenté par deux arcs de cercle délimitant entre eux un espace en forme de croissant, dans lequel les cordons cellulaires cheminent, plus ou moins tortueux, du plus petit arc, postérieur, vers le plus grand, antérieur.

La fixation ayant été trop longue, nous n'avons pu étudier sur cette pièce la structure fine des éléments cellulaires constitutifs des cordons glandulaires ; pour faire cette étude, nous avons utilisé une hypophyse de veau, à peu près au même stade, fixée au formol à 10 % et dont les coupes furent traitées par la série des colorants habituels.

Deux points sont à noter : d'une part, certaines cellules se différencient par leur caractère tinctorial ; d'autre part, on trouve des pseudo-acini renfermant de la substance colloïde.

Les cellules glandulaires paraissent avoir toutes la même taille. Elles sont petites, donc en rapport avec la gracilité des cordons. Quelle que soit la méthode employée, nous avons distingué des cellules incolorées et des cellules colorées. Les cellules restées claires sont caractérisées par leur membrane plasmatique très accusée, polyédrique, et un cytoplasme incolore, aucunement teinté par les colorants ; le noyau, petit, présente une structure banale. Les cellules colorées prennent électivement l'éosine ; leur cytoplasme, d'apparence soit homogène, soit granuleuse, est abondant. Ces cellules sont disséminées çà et là dans toute l'épaisseur du lobe glandulaire.

Nombreux sont à ce stade les pseudo-acini renfermant presque tous une substance colloïde, peu abondante, qui se teinte par l'éosine. Nous verrons, dans un prochain paragraphe, comment se forment les pseudo-acini ou les vésicules closes de la glande pituitaire.

Pour le moment, nous retiendrons qu'au cours du développement, les cellules glandulaires d'abord indifférentes, deviennent peu à peu chromophiles. Nous ne pouvons préciser la date exacte d'apparition des premières cellules chromophiles, ne connaissant pas l'âge du fœtus de veau utilisé ; et d'autre part, comme nous avons manqué de matériel humain, nous nous en rapportons aux conclusions de Thaon qui sont les suivantes : « L'acidophilie (ou la basophilie) n'apparaissent qu'au 5e mois. » D'après l'examen du fœtus de veau, nous croyons pouvoir affirmer que l'acidophilie est la première en date, que jusque-là, la cellule est réellement indifférente, ne se colore pas, ou si parfois elle prend l'éosine, l'avidité pour ce colorant est si peu accusée qu'il n'y a pas lieu de parler d'éosinophilie ou d'acidophilie.

De plus, la substance colloïde, à ce stade, nous a toujours apparu acidophile. Or, nous avons vu antérieurement que, de l'avis de beaucoup d'auteurs, chacune des deux variétés classiques de cellules chromophiles donnait une colloïde à caractère chimique correspondant.

En résumé, la première cellule véritablement glandulaire de l'hypophyse est la cellule éosinophile non granuleuse : c'est la première apparue après la période d'indifférence qui caractérise le début de l'évolution. C'est elle, à notre avis, qui est aussi le point de départ du cycle sécrétoire de la glande adulte, comme nous le verrons ultérieurement.

FORMATION DES VÉSICULES COLLOÏDES AU NIVEAU DU FEUILLET PARANERVEUX D'UNE HYPOPHYSE DE MOUTON DE 21 CM.

Des coupes horizontales d'hypophyse de mouton embryonnaire nous ont présenté un mode de formation des vésicules colloïdes, que nous n'avons pas vu mentionné dans les diverses publications relatives à cette question.

Les coupes, débitées en série, nous ont permis de suivre ce processus formatif d'un bout à l'autre.

Le lobe glandulaire, volumineux, richement vascularisé, est séparé du lobe nerveux, doublé de son feuillet épithélial, par la fente hypophysaire déjà soudée dans ses portions latérales, mais qui subsiste assez large, dans ses deux tiers internes. C'est au niveau des cellules, qui doublent la fente hypophysaire à sa partie postérieure, que débute le processus observé.

En certains endroits, les cellules les plus superficielles du feuillet paranerveux se multiplient activement en donnant naissance à des bourgeons pleins qui s'enfoncent dans l'épaisseur de ce feuillet (*fig.* 5). La paroi de la fente est légèrement déprimée en regard de cette prolifération. Le bourgeon, d'abord arrondi, ne tarde pas à s'allonger en suivant un trajet perpendiculaire à la surface de la fente, jusqu'à atteindre, ou peu s'en faut, la limite antérieure du lobe nerveux. Au fur et à mesure qu'il grandit, le bourgeon se creuse d'une lumière allongée autour de laquelle les cellules se disposent sur un ou deux rangs, rarement plus (*fig. 6, 7*). Cette lumière communique avec celle de la fente dont elle n'est plus qu'un diverticule, si bien que l'aspect de cette formation rappelle celui d'une invagination tubuliforme telle qu'on en rencontre dans la genèse des glandes simples tubulaires.

Peu à peu, cette invagination perd toute relation avec la zone épithéliale superficielle qui lui a donné naissance. Aussi la voit-on peu à peu s'éloigner de la fente, tandis que son extrémité inférieure se ferme en un cul-de-sac semblable à celui de l'extrémité supérieure. A ce moment, l'invagination est devenue *vésicule close* (*fig. 8, 9*). Cette vésicule, de forme allongée, perpendiculaire à la fente, diminue peu à peu de longueur tandis qu'elle s'oriente de plus en plus dans un plan perpendiculaire au premier (*fig. 10*). C'est pourquoi, sur certaines coupes, on observe une ligne continue de semblables petits cystes, tous parallèles à la limite postérieure du sac hypophysaire.

§ IV. — Glandes d'animaux presque à terme, à terme, ou nouveau-nés.

Comme nous l'avons déjà fait remarquer, le matériel recueilli ne nous a pas fourni autant de stades que nous l'aurions désiré. Aussi, sommes-nous obligé de passer sans transition du stade précédent, encore jeune, à celui des glandes d'animaux presque à terme, à terme ou nouveau-nés. Nous envisagerons d'abord la cytologie du lobe glandulaire, ensuite celle du feuillet paranerveux.

Lobe glandulaire

Nous décrirons dans ce premier paragraphe les différents aspects cellulaires observés, selon les fixations et les
colorations employées, sur des hypophyses de chats et de
chiens nouveau-nés. Nous condenserons ensuite les résultats obtenus afin d'essayer d'établir la filiation des diverses
cellules hypophysaires.

1) Coloration par la méthode mitochondriale de Regaud

Nous avons opéré de la façon suivante :

a) Mordançage pendant 24 heures dans une solution
d'alun de fer à 5 % ;

b) Coloration à l'hématoxyline pendant 24 heures ;

c) Différenciation dans l'alun ferrique à 5 % ;

d) Immersion rapide dans l'éosine à 1 %.

Cette technique nous a donné les résultats suivants : les
cellules se présentent sous trois aspects nettement distincts à un faible grossissement : elles sont ou *claires*, ou
sombres, ou de *teinte intermédiaire* (variant avec le colorant protoplasmique employé), rose dans le cas particulier.

La *cellule claire* ou *chromophobe* est un élément volumineux qui donne l'impression d'être gonflé, distendu.
Son cytoplasme, réfractaire au colorant, est d'apparence
alvéolaire, spongieuse. L'examen à l'immersion permet
de voir que les alvéoles incolores sont séparés les uns des
autres par des travées protoplasmiques teintées en gris

très pâle, sur lesquelles sont disséminées, en quantité minime, des mitochondries colorées en noir intense par la laque ferrique. Le noyau, légèrement éosinophile, possède un volumineux nucléole noir ou deux ou plusieurs petits. Ces cellules, qui se rencontrent généralement à la périphérie des cordons, sont le plus souvent mononucléées, mais parfois aussi polynucléées (*fig. 16*). Le cordon cellulaire mixte, représenté par la *figure 17*, contient lui aussi une cellule à 3 noyaux.

La *cellule sombre* est plus petite que la précédente, et comme contractée. Un faible grossissement montre un protoplasme franchement noir, un noyau rosé, assez souvent accompagné d'un corpuscule para-nucélaire (*fig. 13*).

L'objectif à immersion permet de se rendre compte que le cytoplasme est en réalité bourré de très fins granules sphériques qui sont des *mitochondries*. Les éléments de ce chondriome abondant paraissent disséminés sur un fond acidophile. Le corpuscule para-nucléaire, sorte de sphère attractive, renferme un ou deux centrioles très noirs et très petits.

On trouve tous les intermédiaires entre ces deux premiers aspects cellulaires typiques. Ainsi les mitochondries peuvent n'occuper qu'une partie du cytoplasma et, dans ce cas, on les voit habituellement groupées suivant une zone périnucléaire dense, tandis que la périphérie de la cellule apparaît réfractaire à toute coloration (*fig. 15*). D'autres dispositions se recontrent aussi : ou bien une moitié de la cellule est claire, creusée de vacuoles, tandis que l'autre moitié est encore bourrée de mitochondries ; ou bien, une plage claire apparaît à l'un quelconque des pôles de la cellule ; mais en règle générale, il semble que les mitochondries disparaissent ordinairement de la périphérie au centre. Il est à remarquer aussi que, dès le début de la disparition des mitochondries, le cytoplasme devient nettement incolore.

Ces deux variétés principales de cellules décelées par la méthode de Regaud, et leurs intermédiaires, nous indiquent, à n'en point douter, le sens du cycle sécrétoire des éléments hypophysaires. Le point de départ de ce cycle est certainement, conformément à tout ce que l'on sait à présent du rôle joué par les mitochondries dans l'élaboration des produits de sécrétion, la cellule sombre, bourrée de mitochondries, et le point d'arrivée, la cellule claire ou chromophobe des auteurs, pauvre en mitochondries, et à cytoplasme alvéolaire. En d'autres termes, la cellule sombre devient peu à peu cellule claire. Au fur et à mesure que les mitochondries disparaissent, elles donnent naissance aux gouttelettes de sécrétion incolores, qui remplissent les alvéoles de la cellule chromophobe, et lui donnent peu à peu cet aspect gonflé que nous avons décrit plus haut.

Quand le produit de sécrétion s'évacue, la cellule revient à des dimensions normales tandis que son cytoplasme redevient éosinophile : c'est le troisième aspect typique que nous avons observé. Il est représenté par des éléments de petite taille, à noyau arrondi, à cytoplasme homogène, teinté électivement par les colorants acides. Ce cytoplasme n'est pas complètement dépourvu de mitochondries, et peu à peu, celles-ci réapparaissent jusqu'à remplir tout le corps cellulaire, le protoplasme gardant son caractère éosinophile. La plus ou moins grande abondance des mitochondries nous fournit tous les intermédiaires entre la *petite cellule éosinophile* et la cellule sombre décrite plus haut.

Nous ne pouvons nous empêcher, dès maintenant, de faire un rapprochement entre cette petite cellule éosinophile et les cellules colorées, à cytoplasme homogène, décrites chez le fœtus de veau. De même que celles-ci nous sont apparues comme des éléments jeunes, n'ayant pas encore sécrété, de même, la cellule de notre troisième type nous apparaît comme un élément redevenu jeune, qui va commencer un nouveau cycle sécrétoire.

En résumé, la petite cellule éosinophile est, pour nous, un élément rajeuni qui s'est régénéré au dépens des restes de la cellule chromophobe. Cette régénération commence par la multiplication active des mitochondries qui subsistaient le long des travées protoplasmiques interalvéolaires ; si bien que, peu à peu, la cellule redevient sombre. Celle-ci, arrivée à son complet développement, fabrique un produit spécifique, élaboré par les mitochondries, et ce produit, incolore, gonfle peu à peu la cellule qui poursuit son évolution jusqu'au stade de la cellule claire. Le même cycle recommence sans cesse, à moins que l'activité de la glande ne se traduise par d'autres manifestations morphologiques que nous étudierons le moment venu.

Maintenant que nous connaissons les trois aspects cellulaires, nous dirons qu'en réalité, le point de départ du cycle sécrétoire est la cellule rajeunie et que le point d'arrivée est encore cette cellule rajeunie.

II) Fixation par les méthodes non mitochondriales

a) *Coloration à l'hématoxyline de Heindenhain-éosine*

Cette méthode, ainsi que les suivantes, ne donne pas d'aspects cellulaires aussi typiques que ceux obtenus par la méthode de Regaud. Cependant, déjà à l'aide d'un

faible grossissement, on remarque des cellules sidérophiles disséminées sans ordre sur le fond plus ou moins
rose des cordons, dont les cellules constituantes varient
comme teinte de la transparence complète au rose plus
ou moins vif. Nous voici donc, dès le premier abord, en
présence de trois aspects distincts : cellule sombre ou
sidérophile, cellule claire ou chromophobe et cellule plus
ou moins teintée par l'éosine.

A l'aide d'un objectif à immersion, la cellule chromophobe nous apparaît de la façon suivante : c'est un élément de grande taille, dont le cytoplasme présente une
structure alvéolaire, plus ou moins grossière, parfois granuleuse aux environs du noyau. Celui-ci, de forme
ovoïde ou arrondie, est clair, faiblement éosinophile, et
présente généralement un gros et unique nucléole. Beaucoup de ces éléments sont en mitose : ils possèdent alors
un noyau plus foncé, bourré de chromosomes teintés en
noir par le fer. Ces éléments clairs constituent à eux
seuls le feuillet paranerveux. Dans le feuillet antérieur,
ils se trouvent généralement situés à la périphérie des
cordons glandulaires.

La cellule sombre, sidérophile, est aussi un élément
d'assez grande taille, de forme plus ou moins triangulaire. Elle est caractérisée surtout par son cytoplasme
imprégné de noir par le fer.

Enfin, à côté de ces deux types, on trouve une foule
de cellules plus petites, moins typiques : leur noyau rosé
possède un fin réseau chromatinien, leur cytoplasme,
abondant ou non, finement granuleux, prend l'éosine
avec plus ou moins d'avidité.

Nous avons pensé que cette cellule acidophile évoluait
vers le type sidérophile, car on rencontre toute une

gamme d'intermédiaires représentés par des cellules roses
avec des plages granuleuses grises, gris-noir, ou noires
plus ou moins étendues ; dans tous les cas, le fond reste
éosinophile. C'est pourquoi nous avons cherché à vérifier expérimentalement ce fait, déjà signalé par Launois,
que la cellule sidérophile n'est qu'une cellule très fortement éosinophile.

Une coupe d'hypophyse fut colorée par l'éosine seule,
puis dessinée à la chambre claire. Dans un second temps,
la même coupe fut traitée par la laque ferrique après
mordançage à l'alun de fer : le nouveau dessin, à la
chambre claire, superposé au premier, nous a donné les
résultats suivants : les cellules faiblement éosinophiles
gardent leur caractère primitif, les cellules fortement
éosinophiles deviennent sidérophiles et cette sidérophilie
est d'autant plus accentuée que l'acidophilie était plus
accusée auparavant.

Pour nous résumer, sans entrer pour le moment dans
une discussion plus longue, nous dirons que la coloration
fer-éosine révèle trois aspects cellulaires : cellules chromophobes, cellules sidérophiles, cellules légèrement éosinophiles.

b) *Emploi du colorant de Mann*

La cellule claire est à nouveau parfaitement individua-
lisée. C'est un gros élément, plus ou moins arrondi, à
noyau clair, à cytoplasme, pâle, alvéolaire, dont les travées se colorent en bleu pâle.

La cellule sombre est ici représentée par de grands
éléments fortement teintés par l'éosine. Leur cytoplasme,
abondant, est de structure granuleuse ; leur noyau est
coloré tantôt en bleu, tantôt en rose.

Enfin, les autres éléments sont représentés par des cellules plus petites, à cytoplasme rose pâle, peu abondant, possédant un noyau bleu assez foncé.

c) *Coloration au liquide de Mallory*

L'aspect le plus frappant est fourni par de grosses cellules, plus ou moins triangulaires, prenant l'orange avec avidité ; cette teinte varie en réalité de l'orange vif à l'orange sombre. Le cytoplasme, très granuleux, entoure le noyau, assez petit, clair, taché çà et là de jaune-brun. Ces cellules orangeophiles occupent surtout la périphérie des cordons. Leur situation, leur forme, leur structure, leur caractère chimique, permettent de les identifier aux cellules éosinophiles ou sidérophiles décrites précédemment.

D'autres cellules se caractérisent par leur pâleur et leur grosseur ; elles sont des plus nettes au niveau du feuillet postérieur. Elles possèdent un noyau arrondi, clair, taché aussi de points jaune-brun ; leur protoplasme est réduit à quelques minces travées teintées en bleu ou gris ; ces travées délimitent des alvéoles plus ou moins grossiers.

Tous les autres éléments qui ne sont ni chromophobe ni orangeophile rentrent dans une troisième variété assez difficile à préciser : en général, on a affaire à un élément petit, c'est le caractère le plus net, dont le cytoplasme, souvent peu abondant, teinté en bleu-gris, entoure le noyau, coloré par l'orange.

d) *Coloration à l'histopolyéosinate de bleu de méthylène*

Cette coloration montre, d'une manière générale, que les cellules glandulaires de l'hypophyse — du moins à la naissance — possèdent une basophilie accentuée.

L'analyse histologique permet toutefois de reconnaître les variétés cellulaires suivantes :

α) *Cellules chromophobes* à cytoplasme alvéolaire : la membrane plasmatique et les travées interalvéolaires sont colorées en violet ; le noyau granuleux est violet, quelquefois bleu pâle. Il existe souvent, auprès du noyau, un petit amas granuleux de cytoplasma coloré en violet. Les alvéoles sont transparents.

β) *Cellules violet foncé* qui ressemblent aux cellules éosinophiles et sidérophiles des autres méthodes. Elles ont une apparence granuleuse, mais comme elles ont retenu énergiquement la couleur, il est difficile de se prononcer sur leur structure fine. Dans certaines préparations, la teinte violet foncé est moins prononcée et tire sur le rouge. Certaines cellules à protoplasme violet possèdent un noyau bleu clair, de petite taille.

γ) *Cellules de petite taille* avec noyau violet clair et cytoplasme granuleux violet clair. Quelques-unes montrent une tendance à la vacuolisation.

Les préparations effectuées par la méthode de Crétin montrent d'autres détails importants :

α) Les hématies sont colorées en rouge ou, plus souvent, en bleu ciel légèrement sale.

β) La substance colloïde des pseudo-acini est colorée de la même manière.

γ) Les cellules à couloir également. Il y a des plages bleues (de substance colloïde) dans certaines cellules.

δ) Certains noyaux libres, inclus dans des vacuoles claires, sont teintés en bleu.

Nous nous sommes placé dans la description ci-dessus au point de vue purement morphologique. Voici la note qui nous a été remise par M. Crétin et qui donne un commencement d'explication chimique des images observées :

La substance chimique active, contenue dans l'hypophyse, paraît bien être de la catégorie des combinaisons *Imidazol*. Or, l'étude des coupes montre, avec un colorant neutre, qu'il y a :

1) Fixation *in situ* de la matière colorante basique primitive (bleu de méthylène) ;

2) Basophilie accentuée ;

3) Décomposition de la combinaison éosine + bleu et dérivés du bleu, au profit du bleu ;

4) Les noyaux des cellules glandulaires :

a) Se colorent difficilement ;

b) Prennent plus volontiers l'éosinate d'azur et de violet dans lesquels certaines valences du bleu sont libres ;

5) Le protoplasme cellulaire se colore plus facilement et plus intensément que le noyau ;

6) Certaines substances se colorent en bleu et forment, avec le colorant bleu, un composé coloré, insoluble dans l'alcool, ou non décoloré par l'alcool.

Ces constatations contrastent avec :

1) La décoloration facile de ces mêmes éléments ;

2) L'électivité normale des cellules conjonctives pour les colorants,

et paraissent témoigner de l'existence d'une *fonction amine* très active dans les cellules glandulaires.

Correspondance des cellules hypophysaires dans les diverses préparations

Il résulte des considérations qui précèdent que, au moins chez les embryons presque à terme et les nouveau-nés des animaux étudiés (cobaye, chat, chien), on rencontre d'une façon constante trois espèces de cellules

(reliées entre elles par des types intermédiaires), auxquelles nous réserverons les noms de :

Cellules chromophobes, claires ou principales.

Cellules granuleuses (éosinophile, sidérophile, etc.).

Cellules rajeunies.

Le tableau suivant montre comment nous faisons cor-
respondre, d'une préparation à l'autre, les cellules de
l'hypophyse :

MÉTHODE de fixation et de coloration	CELLULES chromophobes	CELLULES granuleuses	CELLULES rajeunies
Liq. de Regaud — Regaud (Eosine)	Elément volumineux. Cytoplasme alvéolaire, réfractaire au colorant. Noyau éosinophile.	Elément de grande taille. Mitochondries abondantes. Noyau rose.	Elément de petite taille. Cytoplasme homogène, éosinophile. Noyau rose.
Liq. de Bouin — Fer-éosine	Elément volumineux. Cytoplasme alvéolaire, réfractaire au colorant. Noyau clair, rose.	Elément de grande taille. Cytoplasme imprégné de fer, granuleux. Noyau rose.	Elément de petite taille. Cytoplasme finement granuleux, faiblement éosinophile. Noyau rose.
Liq. de Bouin — Mann	Elément volumineux. Cytoplasme alvéolaire, réfractaire au colorant. Noyau clair.	Elément de grande taille. Cytoplasme fortement éosinophile, granuleux. Noyau bleu ou rose vif.	Elément de petite taille. Cytoplasme rose pâle. Noyau bleu foncé.
Liq. de Bouin — Mallory	Elément volumineux. Cytoplasme alvéolaire, réfractaire au colorant. Noyau clair.	Elément de grande taille. Cytoplasme fortement orangeophile, granuleux. Noyau petit, orange ou bleu.	Elément de petite taille. Cytoplasme bleu-gris. Noyau orange.
Liq. de Bouin — Histopolyéosinate de bleu de méthylène (Crétin)	Elément volumineux. Cytoplasme alvéolaire non coloré. Noyau violet ou bleu pâle.	Elément de grande taille. Cytoplasme granuleux, violet foncé ou rouge. Noyau foncé ou bleu clair.	Elément de petite taille. Cytoplasme finement granuleux, violet clair.

Quelle que soit la méthode employée, nous trouvons constamment :

1) La cellule claire caractérisée par sa taille, sa structure et sa chromophobie ; les auteurs ont toujours admis son existence.

2) La cellule sombre ou fortement colorée, caractérisée par son cytoplasme granuleux et sa chromophilie ; nous avons signalé, chemin faisant, l'identité des cellules sidérophile, éosinophile et orangeophile. L'élément granuleux, fortement coloré par la méthode de Crétin, rentre aussi dans cette variété puisque ses caractères et sa situation dans le cordon glandulaire sont identiques.

3) La cellule petite, homogène ou finement granuleuse présente elle aussi les mêmes caractères dans les diverses catégories.

Histophysiologie. — Les trois cellules décrites correspondent à trois phases secrétoires d'un seul type cellulaire.

Nous pouvons maintenant établir la filiation qui existe entre les trois aspects cellulaires dont la concordance vient d'être exposée dans le tableau ci-dessus. Nous nous baserons, en outre, sur les conclusions éparses, formulées dans les pages précédentes.

La *cellule rajeunie* est le point de départ du cycle sécrétoire ; la méthode mitochondriale nous permet de l'affirmer. Cette cellule rajeunie élabore un protoplasme neuf aux dépens des restes de la cellule qui vient d'évacuer son produit de sécrétion. Elle s'accroît peu à peu et, plus elle grandit, plus son protoplasme devient granuleux et chromophile. La *cellule granuleuse* (ou *chromophile*

des auteurs) est, selon les fixations et colorations, bourrée
de mitochondries, ou sidérophile, ou orangeophile, etc.).
Aux dépens des granulations protoplasmiques, va s'éla-
borer un produit de sécrétion, incolore, inclus dans des
alvéoles. Ce produit de sécrétion, en s'accumulant dans
la cellule, la distend et amincit de plus en plus les cloi-
sons intralvéolaires. Finalement, on est en présence
d'un élément clair et globuleux : *la cellule granuleuse
est devenue une cellule alvéolaire et distendue, une cellule chromophobe.*

Par un mécanisme que nous n'envisagerons pas, rupture de sa membrane ou transsudation, la cellule chromophobe se débarrasse de son contenu soit directement
dans le sang, soit dans un pseudo-acinus.

Cette excrétion terminée, l'élément redevenu petit, élabore un nouveau protoplasme, se régénère, devient en
somme une *cellule rajeunie.*

La filiation des cellules, basée sur le cycle sécrétoire,
peut donc être résumée ainsi :

1) Cellule rajeunie ;
2) Cellule granuleuse (ou chromophile) ;
3) Cellule chromophobe ;
4) Cellule rajeunie.

Et nous dirons que la cellule rajeunie correspond au
stade d'élaboration, la cellule granuleuse, au stade de
sécrétion, la cellule chromophobe, au stade d'excrétion.
La plupart des auteurs admettent que la cellule chromophobe est la cellule au repos ; nous dirons plus juste-
ment qu'elle est une cellule dont les éléments élaborateurs
ont terminé leur œuvre. C'est la cellule *épuisée* de Thaon.

Confrontation avec les résultats des auteurs. — Le récent travail de Stewart, qui donne un tableau résumant les conclusions des auteurs, montre que les avis restent partagés quant à la classification des cellules glandulaires et l'on pourrait presque en conclure que chaque histologiste a une classification qui lui est personnelle.

Nos conclusions diffèrent peu cependant de celles de Lothringer et de Rogowitsch, puisque aux cellules chromophiles et principales de celui-ci, aux cellules chromophiles et chromophobes de celui-là, nous ajoutons seulement un type intermédiaire, type de transition obligé dès que l'on admet que les différents aspects cellulaires correspondent à des phases sécrétoires différentes.

Nos conclusions se rapprochent aussi de celles de Thom ou de Trautmann qui classent les éléments glandulaires en :

Cellules chromophobes ;
Cellules faiblement cyanophiles ;
Cellules faiblement éosinophiles ;
Cellules cyanophiles ;
Cellules éosinophiles.

Dans cette classification, si l'on néglige les deux types : celules faiblement cyanophiles et faiblement éosinophiles (types de transition), on ramène à trois principales les catégories cellulaires, à savoir les cellules chromophobes, les cellules cyanophiles et les cellules éosinophiles. La question est maintenant de savoir quelle valeur il faut attribuer au mot *cyanophile* qui, très souvent, et à tort selon nous, est employé par les auteurs comme synonyme de *basophile*. Le bleu de méthyle, couleur acide, colore en bleu, dans les hypophyses de l'adulte, certaines cellules tandis que d'autres fixent avec électivité l'éosine, autre couleur acide. Dirons-nous cependant que les premières, qui sont cyanophiles au sens étymologique du mot, sont des éléments basophiles ? Et pourtant, la confusion est fréquente. L'expression « basophile » n'est pas mieux définie dans l'esprit de certains histologistes. Correctement appliquée par quelques savants, c'est-à-dire dans le sens d'éléments histologiques avides de matières colorantes basiques (sels dant la base est colorée et l'acide incolore), elle est employée par d'autres dans un sens beaucoup trop large et c'est ainsi que de nombreux histologistes qualifient de basophiles des organes cellulaires qui se colorent en noir par le fer. Or, nous avons vu que les grandes cellules granuleuses éosinophiles sont en même temps sidérophiles. Tout cela nous engage à n'attribuer qu'une faible valeur aux classifications dont les auteurs n'ont pas défini soigneusement le vocabulaire et nous incline à n'accorder que peu de crédit, pour la classification, aux fixateurs qui, en détruisant plus ou moins le chondriome, modifient profondément la structure du cytoplasma. De tous les moyens techniques que nous avons employés, c'est la méthode de Regaud qui nous a donné les résultats les plus clairs. Nous pensons donc que toute tentative nouvelle de classification des cellules hypophysaires devra reposer sur l'emploi des fixateurs cytoplasmiques et que, dans la plupart des cas, les mots cyanophile et basophile appliqués aux cellules hypophysaires n'ont actuellement pas une grande valeur objective.

Si nos résultats paraissent concorder, dans une certaine mesure, avec ceux de Trautmann, notre manière de voir diffère de celle de Stewart, résumée, dans le *Précis d'Histologie*, de Policard, de la façon suivante : « Ces variétés de cellules représentent des stades sécrétoires différents d'une même espèce cellulaire. La succession de ces stades peut être fixée ainsi. La cellule ne renferme d'abord aucune inclusion, autre que ses mitochondries (*cellules claires, chromophobes* ou *principales*), puis elle élabore des granulations d'abord basophiles (*cellules cyanophiles* et *sidérophiles*) qui deviennent ensuite acidophiles (*cellules chromophiles*) ; ces grains semblent alors se dissoudre et imprégner diffusément le cytoplasma qui devient acidophile et vitreux. Cette substance est ensuite rejetée à l'extérieur par la surface de la cellule ; le protoplasma n'apparaît acidophile et vitreux qu'à la périphérie de la cellule ; au centre, le protoplasma a repris son caractère clair du début. La cellule repasse ainsi peu à peu au stade clair. » Ce que nous avons dit plus haut (page 73) montre que le début du cycle sécrétoire n'est pas la cellule chromophobe, comme le veut Stewart, mais au contraire la cellule rajeunie. Ajoutons, aux arguments que nous avons donnés à l'appui de notre manière de voir, la considération suivante : au cours de l'ontogenèse, ce sont les petites cellules acidophiles qui apparaissent les premières parmi les cellules, jusque-là indifférentes, de l'ébauche hypophysaire. Il en serait certainement autrement si la cellule chromophobe était le point de départ du cycle sécrétoire et nous devrions assister à la différenciation de ces cellules avant de voir apparaître les petites cellules éosinophiles.

Formations fibro-épithéliales
du feuillet paranerveux

Dans les hypophyses de chat et de chien nouveau-nés que nous avons étudiées au cours de notre travail, nous avons été frappés par l'aspect spécial que présentait le feuillet paranerveux ou feuillet postérieur du sac hypophysaire. Il ne s'agit ni de son peu d'affinité pour les colorants, ni des nombreuses figures de division cellulaire qu'on y rencontre, ni même de son individualisation si nette chez ces animaux. Il s'agit de l'existence d'un élément particulier, que nous croyons pouvoir ranger dans la catégorie des *cellules à épithélio-fibrilles*.

Sur une coupe d'hypophyse de chat, fixée au liquide de Bouin et colorée à l'hématoxyline au fer-éosine, le feuillet postérieur, au stade que nous envisageons, est un épithélium pluristratifié avec un minimum de trois étages de noyaux. Les cellules qui le constituent sont de gros éléments clairs, allongés en bordure de la fente épithéliale, polyédriques au contact du lobe nerveux. Elles sont groupées en amas légèrement arrondis, plus ou moins larges, séparés les uns des autres par d'étroites bandelettes foncées, allant d'une surface à l'autre, ou occupant une partie seulement de l'épaisseur du feuillet postérieur. Les coupes frontales sont celles qui se prêtent le mieux à cette étude.

Un grossissement convenable montre que la bandelette est en réalité composée d'une portion renflée, piriforme ou ovoïde, qui se prolonge par une ou deux expansions protoplasmiques.

Selon la situation du renflement, par rapport à la

trame conjonctivo-vasculaire sous-épithéliale, nous dis-
tinguerons les types suivants :

a) *Type piriforme* dont le renflement est en contact
avec l'une ou l'autre des surfaces du feuillet.

Tantôt le renflement repose sur la trame conjonctivo-
vasculaire et se prolonge vers la fente épithéliale, qu'elle
atteint ou non, par une expansion protoplasmique. Si
l'expansion est parfois unique, la plupart du temps elle
se dédouble en rameaux plus fins qui divergent légèrement, ou elle se bifurque franchement à angle droit
(*fig. 18*). Dans ce cas, après un court trajet parallèle à
la surface du feuillet paranerveux, les expansions se
courbent brusquement à angle droit pour atteindre, ou
peu s'en faut, la fente épithéliale. On a l'impression que
ces expansions cheminent le long des faces cellulaires.

Tantôt le renflement est en contact avec la limite postérieure du sac hypophysaire (*fig. 19*). On a affaire à un
type semblable à celui que nous venons de décrire, mais
il est renversé.

b) *Type bipolaire.*
Dans ce second type, le renflement occupe l'étage
moyen du feuillet juxta-nerveux. De forme généralement
ovoïde, chacun de ses pôles s'effile en un prolongement
qui se dirige, pour l'atteindre souvent, vers la surface
épithéliale correspondante (*fig. 20*).

c) Un troisième type est fourni par les éléments uni-
polaires dont le renflement est situé à des hauteurs
diverses dans l'épaisseur du manteau, et dont l'expansion
unique atteint l'une des surfaces épithéliales. Il est possible que cet aspect soit dû à l'obliquité de la coupe par
rapport à l'élément (*fig. 20, 13*). Aussi croyons-nous que

tous ces éléments se ramènent en définitive aux deux types principaux : piriforme et bipolaire.

Ces deux types sont répartis sans aucun ordre dans toute la longueur du feuillet postérieur. C'est ainsi qu'en certains points, ils sont rapprochés jusqu'à se placer côte à côte, en d'autres points, ils sont séparés par une ou plusieurs cellules.

Au point de vue cytologique, l'élément décrit sous l'une ou l'autre de ces modalités n'est autre qu'une cellule dont le noyau occupe la portion renflée. Il est entouré d'une couche cytoplasmique, à peine visible, dont les expansions décrites plus haut ne sont que les prolongements. Ce cytoplasma est de nature fibrillaire ; c'est ce qu'on observe nettement, dans les endroits les plus favorables, en faisant varier le point. C'est dire que, si certaines expansions s'effilent de plus en plus en s'insinuant entre les faces cellulaires et n'arrivent pas toujours jusqu'à la surface épithéliale, d'autres, au contraire, viennent s'implanter sur elle par un pied élargi dans lequel les fibrilles s'étalent, en divergeant, au lieu d'être tassées comme dans les portions plus rétrécies. Ajoutons que parmi les expansions fines, il en est certaines qui se terminent au contact de la limitante connective par une sorte de petit bouton prolongé ou non par une pointe.

L'aspect fibrillaire est des plus nets dans quelques cas du type piriforme lorsque le renflement n'est pas immédiatement au contact de l'une des surfaces épithéliales. Le noyau est alors inclus dans une sorte de cône protoplasmique, qui se continue jusqu'à la limitante conjonctive et montre, d'une façon typique, sa structure fibrillaire dans la petite zone infranucléaire (*fig. 20, ex. f.*).

Comme la plupart des amas épithéliaux, délimités par

ces éléments, sont le siège de nombreuses divisions cellulaires directes ou indirectes, nous pensons que cette prolifération active contribue pour beaucoup à tasser ces éléments intermédiaires et à leur donner cet aspect effilé qui
les caractérise. Nous pensons aussi qu'il y a lieu de faire
un rapprochement entre les cellules du second type et les
cellules bipolaires épithéliales particulières signalées dans
cette région par quelques histologistes, en particulier par
Retzius, Cajal, Gemelli, Gentès, Tello, etc.

Quelle est donc la nature de ces éléments qui rappellent
les spongioblastes du tube nerveux primitif ou certains
éléments névrogliques ? Se trouve-t-on en présence d'un
élément conjonctif ? Une coloration élective du tissu
conjonctif, en bleu par le procédé de Mallory employé
dans le cas particulier, nous fait d'emblée éliminer cette
hypothèse. S'agit-il alors d'un élément névroglique ?
l'areil fait n'a jamais été signalé et d'ailleurs on se
demande comment des cellules névrogliques auraient pu
passer du lobe nerveux, à travers la trame connective,
pour venir se loger entre les cellules chromophobes du
manteau. Cette seconde hypothèse, en outre, a contre
elle ce fait, que nous avons rencontré les mêmes éléments, non seulement dans le feuillet postérieur, mais
aussi dans' les parties non encore proliférées du feuillet
antérieur qui avoisinent la zone de réflexion de ces deux
feuillets.

Enfin, peut-on penser à des cellules nerveuses qui
seraient alors des cellules sensorielles ou esthésioneures ?
Nous n'avons jamais vu les expansions ou les fibrilles qui
entrent dans leur constitution franchir le tissu conjonctif
sous-jacent. Or, il serait inadmissible d'identifier nos

éléments à des cellules nerveuses, et de ne les voir nulle
part en communication avec le lobe postérieur.

Une autre hypothèse s'offre à l'esprit, qui a été soute-
nue par GENTÈS, CAJAL, TELLO, etc. : les cellules en question seraient des cellules pseudo-sensorielles. GENTÈS, en
effet, a noté, dans le feuillet postérieur, la présence d'éléments bipolaires à aspect si spécial, que ce feuillet lui a
semblé avoir la structure d'un véritable épithélium sensoriel. De leur côté, CAJAL et TELLO ont penché vers la
nature sensorielle du lobe nerveux grâce à la présence de
ces mêmes cellules bilopaires.

Or, nous savons que les fibres nerveuses de la neurhypophyse forment un riche plexus sous-jacent au revêtement épithélial, et que, de ce plexus, partent des
rameaux qui entrent en contact avec ce revêtement en
s'insinuant entre les éléments cellulaires. Les méthodes
employées par nous, dans le cas particulier, n'ont pas
coloré électivement le plexus nerveux, mais il se peut
que de ce plexus partent des rameaux qui se terminent
en arborisations tout autour de nos éléments piriformes
ou bipolaires. Notons en tous cas que, s'il existe au
niveau du feuillet postérieur des cellules pseudo-sensorielles, elles y jouent un rôle que nous ne connaissons
pas, mais qui est certainement transitoire puisque ces
éléments disparaissent tôt ou tard au cours de l'évolution.

Nous concluerons qu'il s'agit certainement de cellules
épithéliales, différant de leurs voisines par leur aspect
effilé et par la constitution fibrillaire de leur cytoplasme.
Tassées mécaniquement, grâce à l'exubérance proligère
des groupes de cellules environnantes, elles ont perdu
leur fonction glandulaire et se sont adaptées à un nouveau rôle. Comme elles présentent des analogies avec les

cellules de soutien de certains organes sensoriels, en particulier avec les piliers externes de l'organe de Corti et les cellules de Deiters, nous croyons, ainsi que GEMELLI, que nos cellules épithéliales transformées jouent un rôle de soutien.

Il nous a semblé, en outre, qu'à la surface du lobe nerveux, les pieds élargis soit des corps cellulaires, soit de leurs expansions, se trouvaient fréquemment en contiguïté avec les vaisseaux de la trame conjonctive. Ce fait nous permet de penser qu'avant l'invasion du feuillet postérieur par les vaisseaux sanguins (et ils sont des plus rares au stade envisagé), ces cellules sont peut-être adaptées à un rôle nutritif.

Formations des vésicules colloïdes
ou des pseudo-acini par dégénérescence centrale

Ce mode de formation est décrit au long dans le travail de SOYER ; aussi serons-nous bref. Nous avons écrit ce paragraphe afin d'être plus complet sur la genèse des vésicules colloïdes dont nous avons antérieurement signalé un autre mode de formation.

Une coupe d'hypophyse de chat nouveau-né, fixée au formol-picrique, montre ses trois parties constitutives : lobe nerveux, lobe glandulaire, feuillet paranerveux. C'est au niveau de celui-ci que nous avons vu se former des vésicules colloïdes par dégénérescence centrale.

Le feuillet paranerveux est un épithélium pluristratifié avec 3, 4 ou 5 étages de noyaux. Les cellules sont de gros éléments clairs, sauf en quelques points, dont l'un a particulièrement attiré notre attention et que nous avons reproduit à la figure 11.

« Lorsqu'on pénètre le mécanisme intime de leur genèse, a dit Soyer en parlant de l'homme adulte, on voit que toutes les cavités de l'hypophyse reconnaissent comme point de départ un processus unique et uniforme, à savoir la dégénérescence d'une ou de plusieurs cellules, autour desquelles s'ordonnent leurs voisines demeurées intactes. Celles-ci d'ailleurs ne tardent pas à dégénérer à leur tour pour former d'abord de petites vésicules, puis de petits lacs... Ces processus relèvent donc d'un fonctionnement tout actuel, sans filiation apparente avec n'importe quelle cavité embryonnaire ou simplement préexistante. » L'auteur ajoute : « Chez les carnassiers (chien, chat) le schéma est bien différent. Le revêtement épithélial du lobe nerveux est bien creusé lui aussi d'un nombre souvent considérable de vésicules. Mais, en outre de l'exiguïté relative de celles-ci, aucune d'entre elles ne se présente sous cette forme de cavités anfractueuses et allongées que nous trouvons dans la région juxta-nerveuse de l'hypophyse humaine. Ce sont de petits cystes, d'aspect thyroïdien, formés tantôt par un processus semblable à celui qui préside à la genèse de toutes les cavités de l'hypophyse de l'homme, tantôt par enclavement au sein du manteau de corps énigmatiques, etc. »

Nous n'avons pas observé ce dernier processus, mais en ce qui concerne le premier, la *figure 11* est assez suggestive. Le lobe glandulaire *lg*, bordé par un épithélium cubique *cp*, est séparé du lobe nerveux par le feuillet ou épithélium pluristratifié *ep*. Les cellules chromophobes *c. chr* sont disposées en une demi-couronne autour d'un groupe de cellules plus petites, plus sombres, à noyau plus ou moins pycnotique, à cytoplasme granuleux. Le tout est limité, en arrière, par le lobe ner-

veux, sur les côtés par des cellules de soutien *c. s* décrites
au paragraphe précédent, et en avant par la fente hypophysaire qui se comble peu à peu de cellules issues de
l'épithélium postérieur, pour souder localement, sans
doute, la fente hypophysaire. Un élément *n. c.* est en
train de se dégager d'un interstice cellulaire pour tomber
à son tour dans la lumière de la fente épithéliale.

Les cellules chromophobes disposées en demi-couronne
forment la paroi primitive de la vésicule. Les cellules plus
petites, qui en occupent le centre, sont des cellules
« centro-acineuses » ; elles ne tarderont pas, l'une d'abord,
d'autres ensuite, à subir le phénomène de la dégénérescence, de la même façon que cela se passe dans le lobe
glandulaire : « Çà et là, dit SOYER, une cellule qui, si
l'on en juge par son aspect, ne paraît pas autrement pré-
destinée, se met à présenter des signes de dégénérescence
hyaline. Son protoplasme perd l'aspect granuleux et
prend l'apparence d'une grosse goutte de sécrétion. En
même temps qu'apparaît, aux dépens du protoplasme de
cette cellule dégénérée, la goutte de sécrétion des auteurs,
nous constatons que les contours du noyau s'estompent ;
la sphère disparaît à son tour, et bientôt l'on n'a plus
qu'une substance amorphe... »

§ V. — **Erythropoïèse**

L'idée première d'une fonction érythropoïètique possible de l'hypophyse doit, à notre avis, être attribuée à
SOYER (Etudes sur l'hypophyse. *Arch. d'anat. microsc.*,
1912-1913). Dans l'important travail de cet auteur, on

trouve, en effet, un long passage relatif à cette question. SOYER se demande d'abord si le sort ultime de certaines cellules hypophysaires n'est pas de devenir des globules rouges. Il se base sur ce fait, qu'au niveau des pseudo-acini ou des lacs colloïdes, il arrive constamment « que quelques-unes des cellules riveraines tombent dans le courant sanguin avec une apparence, au moins fugace, de normoblastes, mais le plus souvent après avoir subi une série de métamorphoses.

Ces métamorphoses sont les suivantes : « On voit, dit-il, ces éléments se ramasser de plus en plus sur eux-mêmes, prendre, par l'extrême réduction de leur proto-plasme, un aspect nucléaire, et finalement se débarrasser de leur chromatine, soit par une sorte de décortication, soit par une évacuation plus massive, soit enfin par une fonte générale de toute la partie achromatique de la cel-lule. Déjà nous avons vu, dans la région glandulaire pro-prement dite, une multitude de cellules disparaître en ne laissant d'autre trace de leur existence qu'un noyau punc-tiforme, qui n'est souvent qu'un nucléole nucléinien, dernier vestige de l'élément dégénéré. Ici, la dégénéres-cence se traduit par une libération beaucoup plus abon-dante de grains noirs, et cette sorte de production chro-midiale y atteint à son summum. D'autres fois, ces grains demeurent agrégés en blocs chromatiques, qui ne se déli-teront que peu à peu.

De là, sans aucun doute, la présence d'une multitude prodigieuse de grains sidérophiles, libres dans les vais-seaux de cette partie de la glande, ainsi que dans un grand nombre de ceux qui appartiennent à la région chromophile

Ainsi la cellule hypophysaire, quelles qu'en soient les

transformations successives, semble, en fin de compte, destinée à aller se perdre dans le sang, soit par une sorte de fonte holocrine plus ou moins précoce, soit par une dégénérescence plus tardive qui en laisserait subsister quelques parties figurées.

Cette destruction des cellules ainsi incorporées au sang nous a paru, dans un grand nombre de cas, beaucoup moins complète, et bien des fois s'est posée pour nous la question de savoir si, après cette mise en liberté de la chromatine, l'élément réduit à un corps rosé identique comme dimensions aux corpuscules sanguins, ne terminerait pas la série de ses transformations en devenant tout simplement un globule rouge, et si l'hypophyse ne posséderait pas, en outre de sa fonction endocrine, une fonction globulipare qui, pour être extrêmement réduite, n'en présenterait pas moins, au point de vue théorique, la plus grande importance. C'est là, toutefois, un point que nous avons cru devoir réserver, malgré les figures de transition que nous présentent de nombreuses figures à aspect d'érythrocytes, et de non moins nombreux noyaux qui prennent des apparences d'hématies. Ces néoformations nous ont paru, en effet, le plus souvent fugaces et abortives et, d'autre part, les formes de passage ne sont pas très caractéristiques. »

Ultérieurement, W. Stewart (*Archives de Morphologie générale et expérimentale*, 1922) reprend et discute l'hypothèse formulée par Soyer, à savoir « que les éléments épithéliaux de l'hypophyse peuvent devenir des cellules sanguines, en pénétrant dans le torrent circulatoire, avec l'apparence fugace de normoblastes ». Pour Stewart, les cellules rencontrées dans les sinusoïdes avec l'apparence de normoblastes sont bien en réalité des normoblastes. Et l'auteur ajoute : « On peut du reste noter l'existence d'autres cellules de la série hémato-poïétique, spécialement des cellules avec granulations basophiles rares qui peuvent être une cause d'erreur par confusion avec les cellules épithéliales. Ces cellules res-semblent aux éléments épithéliaux en ce que leur cyto-plasma prend les couleurs basiques. Il est facile de les identifier avec les hématoblastes lymphoïdes de DANT-SCHAKOFF. Ils sont très caractéristiques. Il n'y a pas de difficulté à reconnaître l'arrangement en rayons de roue de la chromatine nucléaire. Ces cellules doivent être mises en rapport avec les normoblastes, les éosinophiles, les lymphocytes ; ils ont, sans doute, la même origine. Leur extension dans les sinusoïdes hypophysaires est naturellement limitée. Leur apparition est sporadique. Il est rare par conséquent de pouvoir suivre leur évolution normale. Je n'ai pu l'observer que deux fois, le résultat de cette évolution étant la formation d'érythroblastes et de normoblastes en faible quantité. La distribution des hémoblastes lymphoïdes est généralement périphérique. Ils occupent habituellement des dilatations lacunaires, des sinusoïdes, à la périphérie de l'organe. Dans une de ces dilatations, j'ai été capable de compter environ cent cellules. Deux fois j'ai vu un hémoblaste lymphoïde avec deux noyaux.

Il faut noter que tous ces divers types de cellules, san-guines ou médullaires, sont trouvées également, et même en plus grande quantité, dans les vaisseaux situés dans le tissu conjonctif de la selle turcique. Souvent aussi, on les trouve en dehors des vaisseaux dans le tissu conjonc-tif. Cette situation étant peut-être due à la rupture iné-vitable des vaisseaux pendant l'enlèvement de l'organe.

Ceci est en faveur de la nature vasculaire plutôt qu'hypophysaire.

En résumé, les éléments sanguins que l'on rencontre dans les sinusoïdes hypophysaires s'y trouvent par accident et n'ont aucune relation avec les cellules épithéliales. Contrairement à l'opinion de Soyer, ces dernières ne donnent pas naissance aux premières.

Nous voici donc en présence d'opinions franchement opposées : origine épithéliale d'une part, origine conjonctive ou vasculaire d'autre part des érythrocytes rencontrés au sein du lobe glandulaire de l'hypophyse ?

Cependant, faisons remarquer tout de suite que, malgré cette divergence d'opinions quant à l'origine des érythrocytes, le principe de la fonction érythropoïétique de l'hypophyse prend une réelle valeur du fait que l'hypothèse de Soyer est confirmée par Stewart.

Les choses en étaient là quand, au cours de nos recherches sur l'histogenèse, nous avons été surpris, M. Collin et moi (*R. Biol.*, Nancy, 1922) de rencontrer dans des coupes d'hypophyse de cobaye embryonnaire, des figures d'érythropoïèse analogues à celles du foie fœtal et à celles décrites par Aron dans le pancréas embryonnaire.

Comme pareilles observations n'avaient pas à notre connaissance été faites sur des embryons, nous les avons relatées récemment à la Réunion biologique de Nancy. « La portion glandulaire se divise en deux parties assez distinctes : l'une beaucoup plus étendue, médiale et concentrique à la fente hypophysaire, renferme en majorité des cordons chromophiles séparés les uns des autres par des capillaires anfractueux à la lumière élargie, contenant d'ailleurs peu d'éléments figurés ; l'autre distale, extérieure à la précédente, moins étendue d'ailleurs, est formée en majorité par des cordons pâles serrés les uns contre les autres et formant par leur réunion une masse assez compacte. C'est dans cette masse que nous avons observé le plus grand nombre de figures érythropoïétiques. Il y a là, semble-t-il, érythropoïèse suivie de vasoformation sur place, par suite de la transformation des cellules épithéliales en éléments figurés du sang ; la cellule souche est un élément à cytoplasma peu colorable, de structure alvéolaire, renfermant un noyau possédant trois ou quatre corpuscules chromatiques assez régulièrement arrondis. De ces éléments on passe, par transitions insensibles, à des cellules un peu plus petites dont le cytoplasma, plus dense, se colore par l'éosine et dont le noyau s'assombrit en même temps que les corpuscules de chromatine qui y sont inclus semblent augmenter de nombre. Ce phénomène se poursuit de telle manière que, à un moment donné, on se trouve en présence d'éléments formés d'un noyau sphérique uniformément coloré en noir foncé par la laque ferrique d'hématoxyline (noyau pycnotique) et d'un cytoplasma réfringent, homogène, coloré par l'éosine. Nous considérons ces derniers éléments comme des érythrocytes et ils sont généralement encore inclus dans l'épaisseur des cordons cellulaires dont ils occupent la périphérie au voisinage immédiat des vaisseaux embryonnaires, lesquels renferment déjà des hématies. Quant à ces dernières, elles offrent l'aspect qu'elles présentent d'habitude dans les organes hématopoïétiques : si la préparation a été colorée par la méthode d'Heidenhain, les unes sont noires et ont l'aspect d'un noyau pycnotique un peu rapetissé, tandis que les autres, dépouillées de la laque ferrique, sont colorées en rouge par l'éosine. Si la préparation a été colorée par la méthode de Mallory, les unes sont orangées, les autres violettes ou bleues. Si la préparation a été traitée par la méthode de Mann, les unes prennent l'éosine et les autres présentent une teinte mauve plus ou moins foncée.

Il est à remarquer que ces phénomènes d'érythropoïèse et de vaso-formation semblent précéder, dans le temps, la dégénérescence colloïde des cellules hypophysaires. En effet, dans les préparations examinées, nous n'avons rencontré que de très rares pseudo-acini dont la plupart étaient d'ailleurs entièrement vides. La fente hypophysaire, de son côté, ne renfermait aucun coagulum colloïde.

Plus récemment, à la suite de recherches sur des hypophyses de cobayes gravides, J. WATRIN (*R. Biol.*, Nancy, mai 1922) a retrouvé des faits identiques dans le lobe intermédiaire de l'hypophyse ou zone cystiforme. « Cette zone, dit-il, présente des plages très claires au niveau desquelles les cellules subissent une véritable plasmolyse, tandis que le noyau, qui ne refermait que quelques grains de chromatine, devient plus foncé et prend avec le fer une teinte uniformément noire ; il finit même par se libérer de la cellule qui le contenait et on le voit à côté d'autres noyaux, libres eux aussi, dépouillés d'une partie de leur chromatine qui ne forme plus qu'un croissant, tandis que le reste du noyau est teinté par l'orange ou l'éosine ; enfin, à côté de ces formes intermédiaires, on voit des corpuscules plus petits, plus régulièrement arrondis, colorés sur toute leur surface par l'éosine et dont l'aspect extérieur rappelle tout à fait celui d'hématies contenues dans les capillaires d'autres régions du lobe paranerveux ou glandulaire. »

Depuis notre première publication, nous avons continué nos recherches et retrouvé des images histologiques d'érythropoïèse dans d'autres hypophyses embryonnaires, mais en particulier chez le cobaye où les images sont toujours plus nettes et plus concluantes, à notre avis, que chez les autres mammifères étudiés.

Nous pensons que la glande pituitaire fonctionne, tout au moins par moments, comme un organe hématopoïétique, à la fois globulipare et vaso-formateur.

FORMATION DES GLOBULES ROUGES ET DES VAISSEAUX

Nous croyons que les globules rouges se forment de deux manières un peu différentes, qui semblent être en relation avec une marche plus ou moins rapide du phénomène.

Dans le premier cas, la cellule souche serait représentée par une variété de cellule éosinophile, issue elle-même d'un élément à cytoplasme peu colorable, de structure alvéolaire, renfermant un noyau qui possède trois ou quatre corpuscules chromatiques assez arrondis. La cellule éosinophile en question est un élément petit et arrondi, dont le noyau offre un aspect pycnotique après coloration à la laque ferrique. Le cytoplasme, très homogène et sans structure apparente, se colore fortement en rouge par l'éosine, en orange foncé par l'orange, et sous l'action du mélange éosine-orange, c'est la teinte orange qui prédomine. Ces petites cellules sont généralement situées au voisinage d'un vaisseau, dans la lumière duquel elles proéminent, et font partie intégrante d'un d'un cordon glandulaire.

Si l'on examine attentivement les points où il existe

de pareilles cellules, on constate qu'elles sont généralement placées au voisinage d'amas de globules rouges déjà
formés, lesquels se trouvent situés dans des interstices
irréguliers qui semblent résulter de la disparition de
certains cordons glandulaires. Ces interstices peuvent
être poursuivis jusqu'à la lumière d'un capillaire renfermant lui aussi des érythrocytes et bordé d'un endothélium. De sorte qu'on a l'impression d'assister, sur
place, à la formation d'un vaisseau qui d'abord n'est
qu'un interstice, mais qui plus tard s'adjoint une membrane endothéliale.

La *figure 21* représente un foyer d'érythropoïèse et de
vaso-formation, dans une portion de la région antérieure
du lobe glandulaire constituée par des cordons pâles. Le
petit élément *c*, à noyau·pycnotique, est une petite cellule éosinophile transformée par la fonte partielle de son
cytoplasme. Elle fait partie intégrante du cordon glandulaire *cg*, mais elle proémine déjà dans un interstice irrégulier *i*, dépourvu d'endothélium et renfermant des
hématies, qui fait suite à un capillaire *ca* pourvu de
cellules endothéliales. On a nettement l'impression que
cet élément *c* va se détacher du cordon dont il fait partie,
pour tomber dans la lumière du vaisseau en voie de formation ; sa chute d'ailleurs contribuera à agrandir la
lumière de celui-ci.

Les stades intermédiaires entre les petites cellules éosinophiles typiques ou déjà transformées et les corpuscules
sanguins *c s* inclus dans l'interstice vasculaire en voie
d'extension nous font défaut. Nous pensons toutefois que
le protoplasme de ces éléments subit une fonte complète
dont le résultat est de mettre en liberté le noyau pycnotique (de grosseur égale à celle des corpuscules sanguins

vóisins). Ce noyau pycnotique se débarrasse alors de sa
chromatine pour devenir une hématie *h*. On peut se
représenter cette chromatine comme une sorte de croûte
noire qui va peu à peu disparaître en donnant aux corpuscules sanguins les aspects transitoires *a* et *b*. En *b*, il
ne subsiste plus qu'une toute petite zone chromatique
de forme triangulaire : encore une étape et ce corpuscule
sanguin ne différera plus en rien de l'hématie *h*.

Quant à l'interstice cellulaire, il est entièrement dépourvu de cellules endothéliales. Nous croyons que celles-
ci ont pour origine quelques-unes des cellulaires glandulaires appartenant aux cordons périphériques. Vraisem-
blablement, des cellules comme *e* contribueront plus ou
moins vite à prolonger l'endothélium du capillaire *ca*
dont l'interstice *i* n'est en somme qu'un diverticule.

Un argument en faveur de cette manière de voir nous
est fourni par l'aspect aplati des noyaux *n* au voisinage
immédiat de la grosse cellule claire *c. chr*, en train de
subir la première des transformations qui aboutissent à
la petite cellule éosinophile.

En résumé, l'interstice cellulaire constitue la première
phase de la néoformation capillaire au même titre que la
petite cellule éosinophile est la cellule souche de
l'hématie.

Dans le second cas, les globules rouges et le vaisseau
qui les contient se forment par un processus plus rapide,
dépendant d'une activité anormale de la glande pituitaire, condition des mieux réalisée par l'état de gestation.

En quelque point de la région intermédiaire, une cellule chromophobe se vacuolise ; le protoplasme, d'abord
réduit à de minces travées, disparaît rapidement et il n'en
reste bientôt que la membrane plasmatique sous forme

d'un trait net circulaire. En même temps le noyau, clair auparavant, ne renfermant alors qu'un ou deux nucléoles, prend une teinte de plus en plus foncée sous l'action du fer et devient vite libre dans la grosse vacuole que lui forme la membrane plasmatique. Les cellules voisines subissent simultanément le même sort si bien que finalement, grâce à la disparition des membranes intercellulaires, tout un groupe de noyaux pycnotiques et contractés est inclus dans un interstice irrégulier occupé antérieurement par des cellules chromophobes. Les noyaux vont devenir des hématies, tandis que la limite de l'interstice qui les contient va s'adjoindre bientôt un endothélium.

Les noyaux se transforment peu à peu en hématies par un processus analogue à celui observé en dehors de la gestation. Les érythrocytes (*fig. 22*) contenus dans la lacune sanguine interstitielle *l. s.* se dépouillent de leur chromatine et on assiste à cette expulsion beaucoup plus facilement que sur la figure précédente. Cette expulsion est à des stades différents selon l'érythrocyte envisagé ; si bien que la chromatine résiduelle encroûte encore presque complètement la future hématie ou bien ne subsiste plus que partiellement sous forme de demi-cercle, de calotte, de virgule, de point.

En résumé, ce second processus est dû à une fonte rapide, à une véritable plasmolyse de tout un cordon avec mise en liberté de noyaux pycnotiques qui deviennent des hématies par expulsion de leur chromatine. Il est probable que l'interstice où se passent ces phénomènes se transforme en vaisseau par la différenciation de cellules épithéliales voisines en cellules endothéliales ; ou bien alors l'interstice, grâce à la formation d'une « cellule de couloir » s'anastomose avec un capillaire voisin dont l'endothélium s'accroît vers le vaisseau néoformé.

Il reste bien des points à élucider dans ce problème de l'érythropoïèse, puisque nous n'avons pu rencontrer tous les intermédiaires entre la cellule souche et l'hématie. Malgré cela, nous croyons pouvoir affirmer que la glande pituitaire fonctionne à certains moments, conditionnés soit par la faible teneur du sang en éléments figurés, soit par la répercussion de l'état gravidique, comme un organe hématopoïétique.

La gestation, nous l'avons vu, révèle nettement cette fonction globulipare.

Quant à la faible teneur du sang en éléments figurés, nous avons tenu à vérifier cette hypothèse. Notre expérience, bien que négative, mériterait d'être reprise.

Un cobaye mâle pesant 400 grammes subit une série de saignées successives. Par ponction du cœur, on retira :

Une première fois......... 2 cc. 5 de sang.
Une deuxième fois........ 5 cc.   —
Une troisième fois......... 4 cc.   —
Une quatrième fois....... 3 cc.   —

successivement le 1er, le 4e, le 6e et le 10e jour de la période expérimentale.

L'animal fut sacrifié deux jours après la dernière prise de sang. La glande pituitaire fut fixée au liquide de Bouin, incluse à la paraffine et débitée en coupes sériées.

Nous n'avons pas retrouvé autant de foyers d'érythropoïèse que nous nous attendions à en rencontrer, mais nous pensons que nos saignées ont été de beaucoup insuffisantes sinon par leur répétition, du moins par leur quantité.

Le manque de temps et de matériel ne nous a pas permis de reprendre cette expérience. En tous cas, il est logique de supposer que si la glande embryonnaire fabrique des globules rouges, cette fonction doit se réveiller quand le milieu sanguin devient pauvre en éléments figurés.

Nous ne voudrions pas terminer ce dernier chapitre sans faire un rapprochement entre le noyau pycnotique de la petite cellule éosinophile ou le noyau mis en liberté par plasmolyse de la grande cellule chromophobe et les éléments décrits pour la première fois par Rogowitsch sous le nom de *noyaux libres*, dont on ignorait jusqu'à présent l'origine et la destinée exactes. Nous supposons que ces noyaux « libres » correspondent probablement aux noyaux, encore encroûtés de chromatine, et renfermés dans les interstices créés par l'anéantissement des corps cellulaires.

Nous concluerons de la façon suivante :

1) En ce qui concerne l'origine des globules rouges, notre opinion est la même que celle de Soyer : le point de départ est la cellule épithéliale.

2) Il nous paraît vraisemblable que les « noyaux libres » de Rogowitsch sont de futures hématies.

3) L'hypophyse, comme plusieurs glandes endocrines, est susceptible de jouer un rôle hémocytopoïétique ou globulipare avant de jouer un rôle hémoplasmopoïétique ou endocrinien proprement dit.

RÉSUMÉ & CONCLUSIONS

Indépendamment des confirmations ou modifications de détail que nous avons apportées aux données classiques concernant l'organogenèse et l'histogenèse de l'hypophyse (formation première des bourgeons et des cordons, apparition des vésicules dans le feuillet postérieur, description de l'ébauche hypophysaire chez un embryon humain de 3 cm., différenciation précoce des cellules acidophiles, etc...), il se dégage de notre travail les conclusions nouvelles suivantes qui ont une signification plus importante :

I) *Filiation des cellules hypophysaires.*

Les cellules glandulaires se présentent sous trois aspects typiques correspondants aux trois phases du cycle sécrétoire.

L'emploi de la méthode mitochondriale de Regaud nous a permis d'établir la filiation des cellules glandulaires ; le point de départ du cycle sécrétoire est la cellule rajeunie : élaborée aux dépens des restes de la cellule qui vient d'excréter (cellule chromophobe), elle devient granuleuse ou chromophile par la multiplication active de ses mitochondries ; celles-ci élaborent une substance spécifique qui s'accumule dans la cellule et la distend (cellule chromophobe). Après l'excrétion, la cellule chromophobe revient à des dimensions normales (cellule rajeunie) et le cycle recommence.

II) *Erythropoïèse.*

La glande pituitaire fonctionne dans certaines conditions comme un organe à la fois globulipare et vasoformateur. La marche du processus est lente ou rapide : mais dans l'un et l'autre cas, le corpuscule sanguin a toujours une origine épithéliale.

EXPLICATION DES FIGURES

Fig. 1. — Reconstruction plastique de l'hypophyse d'un embryon humain de 3 cm. (grossesse tubaire). Vue d'ensemble par-dessous. Le lobe nerveux, enchâssé dans le lobe glandulaire, a été hachuré. Les pointillés xx', yy', zz' représentent les lignes suivant lesquelles ont été pratiquées les coupes représentées dans les figures 2, 3, 4.

Fig. 2. — Coupe suivant xx'.

Fig. 3. — Coupe suivant yy'.

Fig. 4. — Coupe suivant zz'.

Fig. 5, 6, 7, 8, 9, 10. — Schémas de la formation des vésicules colloïdes dans le feuillet juxta-nerveux d'une hypophyse de mouton embryonnaire. — *ln*, lobe nerveux. — *fp*, feuillet postérieur. — *v*, vésicule. — *fh*, fente hypophysaire. — *fa*, zone postérieure du feuillet antérieur.

Fig. 11. — Coupe frontale d'une hypophyse de chat nouveau-né au niveau du feuillet juxta-nerveux, pour montrer la genèse des vésicules colloïdes par dégénérescence centro-acineuse. — *lg* lobe glandulaire. — *ep*, épithélium postérieur. — *ln*, lobe nerveux. — *cg*, cordon glandulaire. — *cp*, couche postérieure du feuillet antérieur, disposée en épithélium cubique. — *ci*, cellules issues de l'épithélium postérieur et comblant localement la fente hypophysaire. — *cca*, amas de cellules centro-acineuses. — *cs*, cellule de soutien. — *c. chr*, cellules chromophobes disposées en demi-couronne autour des cellules centro-acineuses. — *ne*, noyau engagé.

Fig. 12, 13, 14, 15, 16. — Cellules glandulaires d'une hypophyse de chat nouveau-né traitée par la méthode de Regaud. — *ce*, cellule éosinophile. — *m*, mitochondries. — *s*, corpuscule para-nucléaire. — *amp*, anneau mitochondrial périnucléaire. — *v*, vacuole. — *n*, noyau.

Fig. 17 (même coupe). — Cordon glandulaire du lobe antérieur. — *cc*, cellule claire. — *ce*, cellule éosinophile. — *cs*, cellule sombre. — *m*, mitochondries. — *v*, vacuole. — *tcv*, trame conjonctivo-vasculaire.

Fig. 18, 19, 20. — Feuillet paranerveux d'une hypophyse de chat nouveau-né (*coupe frontale*), pour montrer les cellules à épithélio-fibrilles. — *fe*, fente épithéliale. — *ex*, expansion protoplasmique. — *n*, noyau. — *v*, vaisseau. — *r*, renflement. — *c. chr*, cellule chromophobe. — *tcv*, trame conjonctivo-vasculaire. — *ln*, lobe nerveux. — *t³*, cellule du type 3. — *exf*, expansion à fibrilles.

Fig. 21. — Foyer d'érythropoïèse et de vaso-formation au niveau du lobe glandulaire d'une hypophyse de cobaye presque à terme. — *c*, petite cellule éosinophile à noyau pycnotique. — *cg*, cordon glandulaire. — *i*, interstice dépourvu d'endothélium. — *ca*, capillaire avec endothélium. — *ce*, cellule endothéliale. — *cs*, corpuscule sanguin. — *h*, hématie. — *a* et *b*, corpuscules sanguins en train de se dépouiller de leur chromatine. — *c*, future cellule endothéliale. — *c. chr*, cellule chromophobe. — *na*, noyau aplati (future cellule endothéliale).

Fig. 22. — Foyer d'érythropoïèse et de vaso-formation au niveau de la zone cystiforme d'une hypophyse de cobaye gestante. — *ls*, lacune sanguine interstitielle. — *e*, érythrocytes. — *c. chr*, cellule chromophobe. — *h*, hématie.

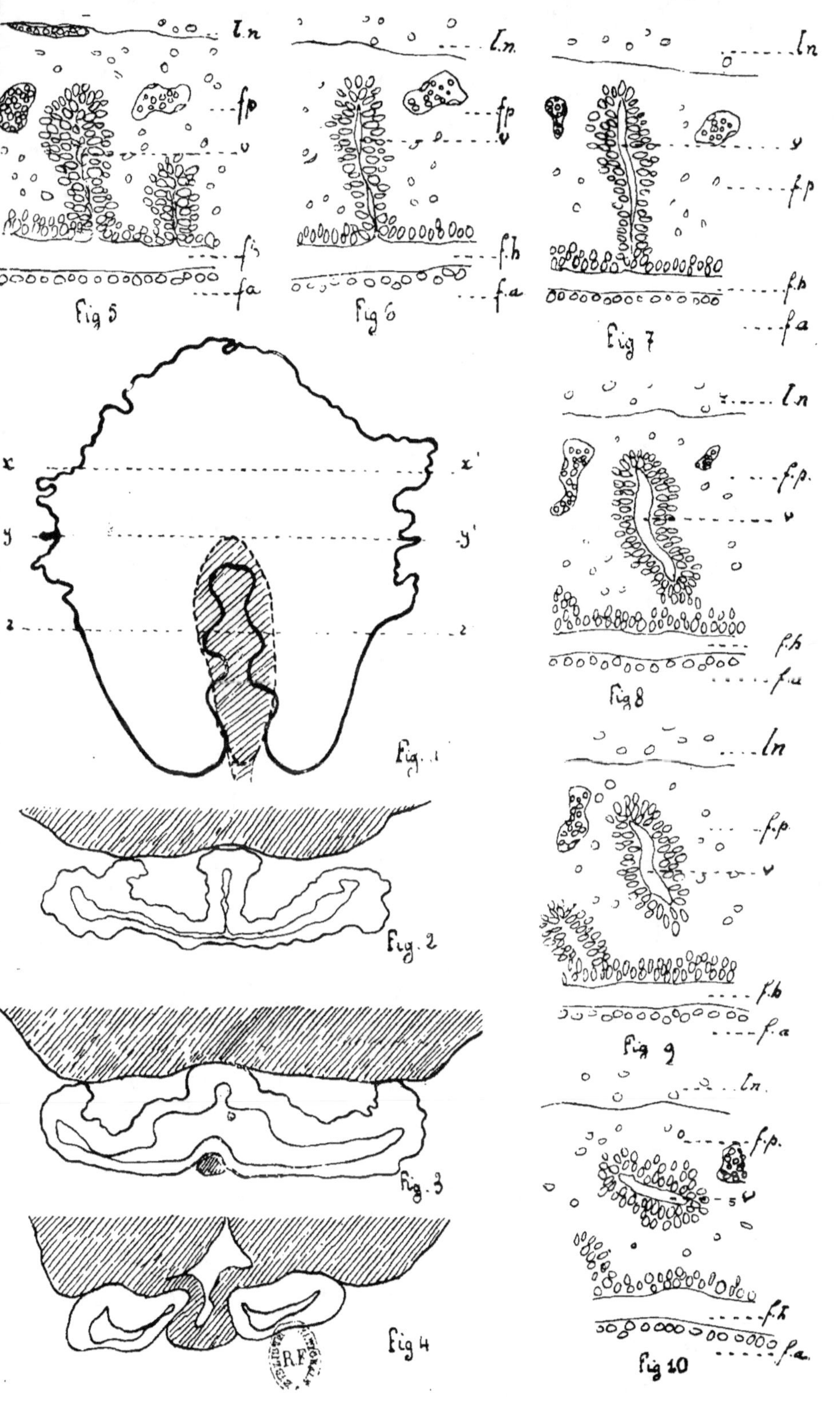

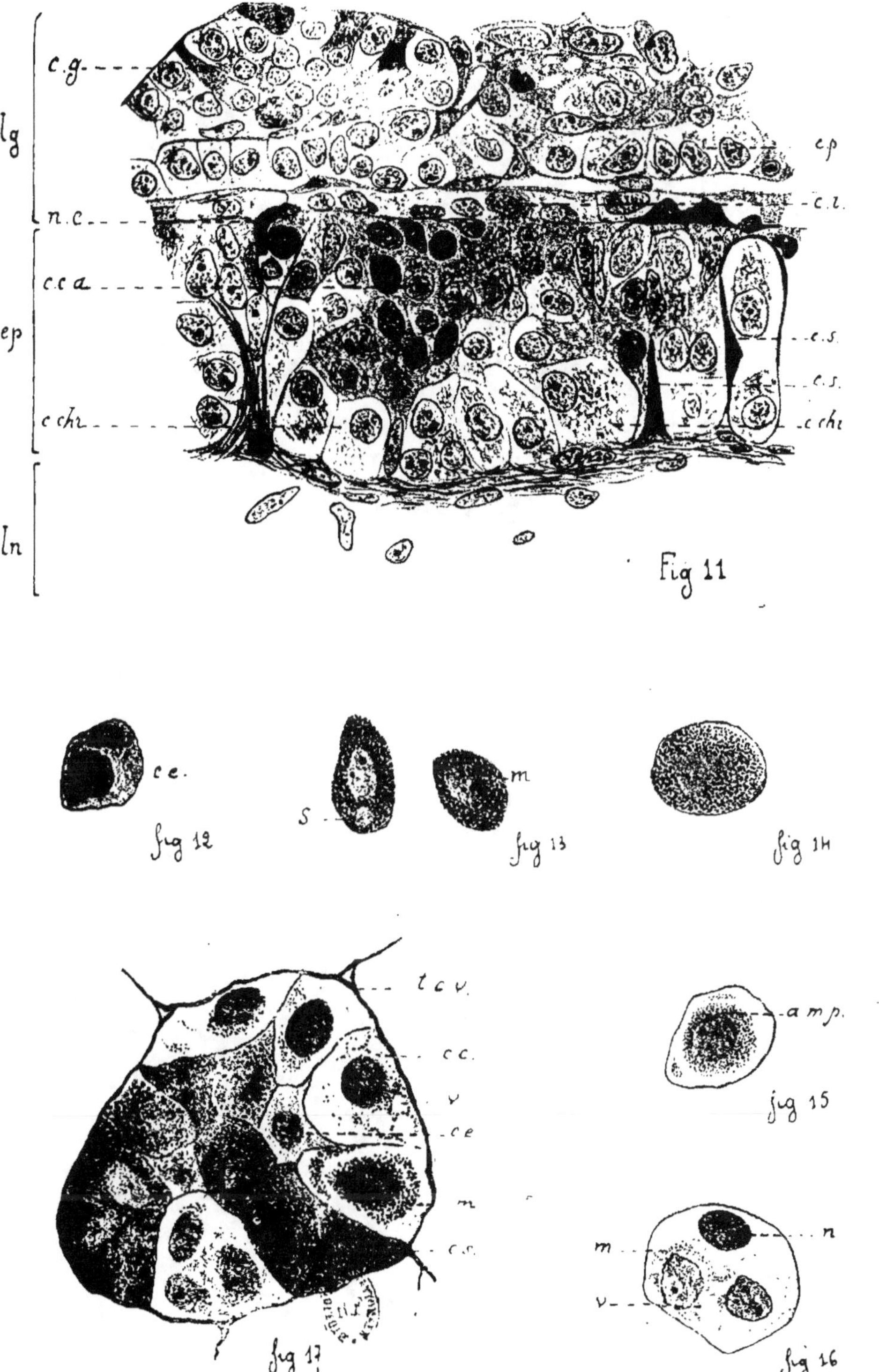

lg
c.g.
n.c.
ep
c.c.a.
c.ch.
ln
ep
c.l.
c.s.
c.s.
c.ch.
Fig 11
c.e.
fig 12
s
m
fig 13
fig 14
t.c.v.
c.c.
v
c.e.
n
c.s.
fig 17
amp.
fig 15
n
m
v
fig 16

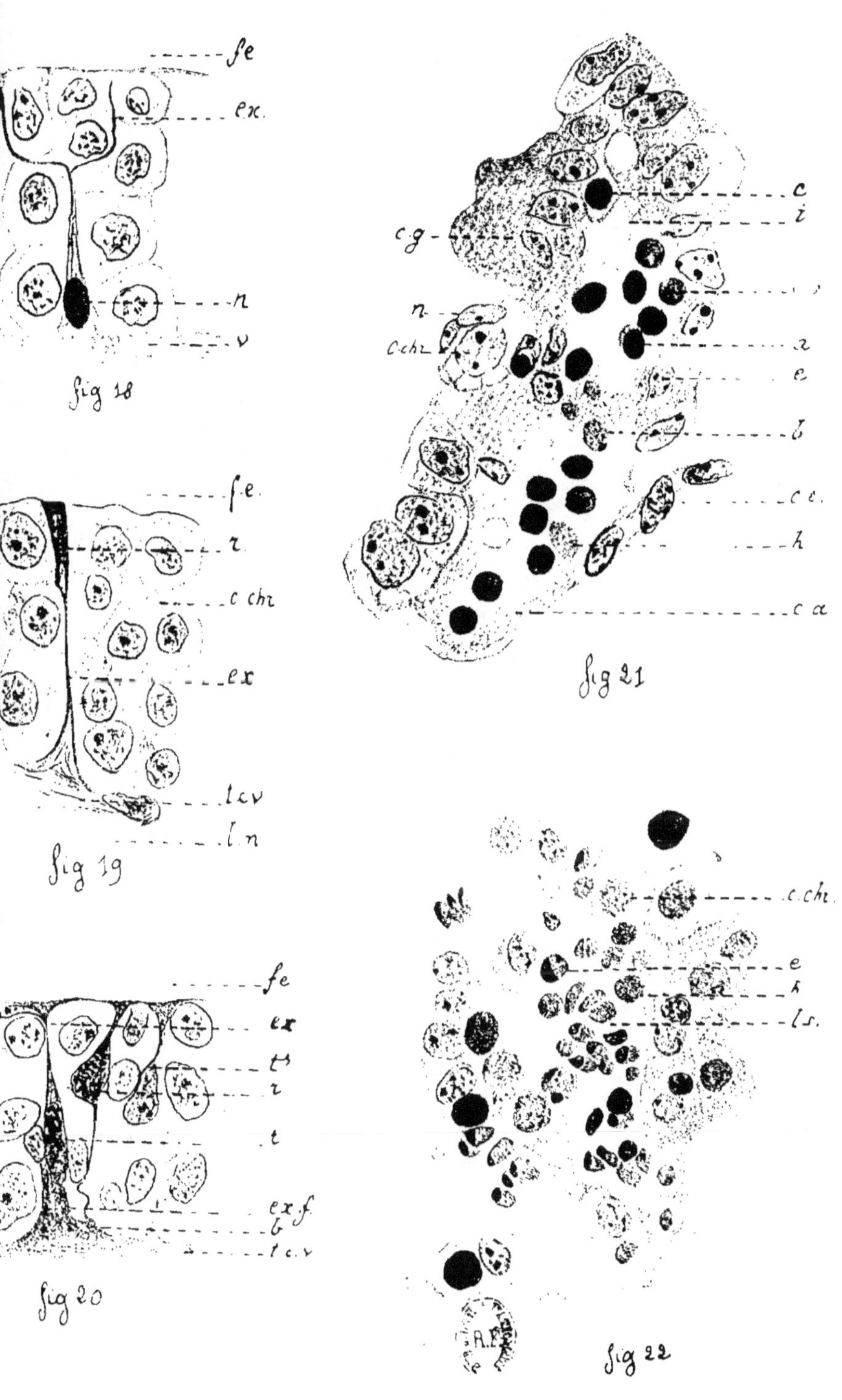

fe
ex.
n
v
fig 18
fe
r
c chr
ex
tcv
ln
fig 19
fe
ex
r
r
t
ex.f
b
tcv
fig 20
c
i
cg
n
cchr
z
e
b
ce
h
ca
fig 21
cchr
e
h
ls.
fig 22

PUBLICATIONS ANTÉRIEURES

SUR LA STRUCTURE DE LA PARAPHYSE ET DES PLEXUS CHOROÏDES CHEZ LA GRENOUILLE. *C. R. Soc. Biol.*, 1920. (En collaboration avec M. le Professeur COLLIN).

FORMATION CHOROÏDIENNE ANORMALE CHEZ LA GRENOUILLE, *C. R. Soc. Biol.*, 1921. (En collaboration avec M. le Professeur COLLIN).

ERYTHROPOÏÈSE DANS L'HYPOPHYSE, *C. R. Soc. Biol.*, 1922 (En collaboration avec M. le Professeur COLLIN).

CONSIDÉRATIONS SUR LA NEURHYPOPHYSE, *R. Méd. de l'Est,*, 1922. (En collaboration avec M. WATRIN, chef des Travaux d'Histologie).

INDEX BIBLIOGRAPHIQUE

Pour la bibliographie antérieure à 1912, nous renvoyons à l'important travail de SOYER (1912-1913) sauf pour les auteurs cités au cours de ce travail.

ADDISON (W.-H.-F.). — The cell-changes in the hypophysis of the albino rat after castration (*Journ. Comp. Neur.*, vol. 28, 1917).

ARESU Mario. — L'Ipofisi in chimaera Monstrosa (*Anat. Anz.*, 1914-1915).

ARON. — Contribution à l'étude histogénique du pancréas (*Thèse Nancy*, 1918-1919).

ATWELL, WAYNE J. — The development of the Hypophysis of the Anura (*Anat. Rec.*, vol. 15, 1918).

— The development of the Hypophysis cerebri of the Rabbit (*Americ. Journ. Anat.*, vol. 24, 1918).

BAUMGARTNER E.-A. — The development of the Hypophysis in Reptiles (*Journal of Morphol.*, vol. 28, 1916-1917).

BENDA. — Beiträge zur normalen und pathologischen Histologie der menschlichen Hypophysis cerebri (*Berl. Klin. Wochenchr.* Bd 37, 1900).

BERKELEY. — The finer anatomy of the infundibular region of the cerebrum including pituitary gland (*Brain*, vol. 17, 1894).

BJORKMAN, HALVER. — Bidrag till hypofysens åldersanatomi hoskaninen (*Upsalaläkarefören. Eör handl N. F.* Bd 21, 1915-1916).

BRACHET A. — *Traité d'embryologie des Vertébrés*, 1921.

BRUNI, ANGELO CESARE. — Intorno ai rapporti fra le tasche di Rathke e di Seessel durante lo sviluppo dell' ipofisi (*Giorn. Accad. Med. Torino*, anno 76, 1913).

Celestino da Costa. — Sur l'existence de filaments ergasto-plasmiques dans les cellules du lobe antérieur de l'hypophyse du cobaye (*Bull. Soc. Port des Sc. Nat*, 1909).

Citelli. — Sul significato e sulla evoluzione della ipofisi faringea nell' uomo (*Anat. Anz.*, Bd 41, 1912).

Collin R. — Histologie générale du système nerveux (*Traité d'anatomie humaine*, de Nicolas. Paris, Masson. T. III, fasc. 1 et 2, 3ᵉ édition, 1921).

Collin R. et Baudot. — Erythropoïèse dans l'hypophyse (*R. Biol.*, Nancy, 1922).

Comte. — Contribution à l'étude de l'hypophyse humaine (*Thèse Lausanne*, 1898).

Cooper, Harald J. — The hypophysis cerebri of the California Ground-Squirrel, Citellus Beechyi (*Amer. Journ. Anat.*, vol. 26, 1919).

De Cyon. — Les fonctions de l'hypophyse et de la glande pinéale (*Acad. des Sciences*, 1907).

Delille. — L'Hypophyse et la médication hypophysaire (*Thèse Paris*, 1908-1909).

Dunan. — Rapports de l'hypophyse avec les autres glandes à sécrétion interne (*Gaz. des Hôp. Paris*, 1913).

— Du rôle de l'hypophyse dans la nutrition (*Thèse Paris*, 1914-1915).

Gemelli. — Contributo alla conoscenza sulla struttura della ghiandola pituitaria nei mammiferi (*Boll. dell Soc. Med.-Cirurg. di Pavia*, 1900).

— Nuovo contributo alla struttura dell' ipofisi dei mammiferi (*Riv. d. fisic. mat. e. scienz. natur. di Pavia*, n° 68, 1905).

— Les processus de la sécrétion de l'hypophyse des mammifères (*Arch. ital. de Biol.*, 1907).

— Nouvelle contribution à la connaissance de la fonction de l'hypophyse (*Societa milanese di medicina e biologica*, 1907).

— Ulteriori osservazioni sulla struttura dell'ipofisi (*Anat. Anz.* Bd. 28, n° 24).

Gentès. — Les artères de l'hypophyse (*Gaz. heb. des Sc. méd. de Bordeaux*, 1903).

— Structure du lobe glandulaire de l'hypophyse chez les poissons (*Bull. de la Soc. d'Anat. de Bordeaux*).

Gentès. — Terminaisons nerveuses dans le feuillet juxta-nerveux de la portion glandulaire de l'hypophyse (*C. R. Soc. Biol. de Bordeaux*, 1903).

— Structure du feuillet juxta-nerveux de la portion glandulaire de l'hypophyse (*C. R. Soc. Biol. de Bordeaux*, 1903)·

— Note sur la structure du lobe glandulaire de l'hypophyse (*Journ. de Méd. de Bordeaux*, 1904.)

— Structure du lobe nerveux de l'hypophyse (*C. R. Assoc. des Anat.*, Lille, 1907).

— Lobe nerveux de l'hypophyse et sac vasculaire (*Réun. Biol. de Bordeaux*, 1907).

— L'hypophyse des vertébrés (*C. R. Soc. Biol.*, 1907).

— Recherches sur l'hypophyse et sac vasculaire des vertébrés (*Soc. scient. d'Arcachon*, T. X, 1907).

Guizzeti P. — Sullo sviluppo dei cordoni di epitelio pavimontoso della porzione linguiforme del lobo anteriore dell' ipofisi umana (*Bull. Soc. Med. di Parma*, 1913, fasc. 3).

Joris. — Contribution à l'étude de l'hypophyse (*Mém. Acad. Méd. de Belgique*, 1907).

— La nature glandulaire du lobe postérieur de l'hypophyse (*Bull. Soc. des Sc. méd. de Bruxelles*, 1908).

— Le lobe postérieur de la glande pituitaire (*Mém. de l'Acad. Méd. de Belg.*, 1908).

— La glande neuro-hypophysaire (*C. R. Assoc. des Anat.*, Nancy, 1909).

Kohn. — Ueber das Pigment in der Neurohypophyse des Menschen (*Arch. f. mikr. anat.*, 1910).

Kraus Erik-J. — Das Kolloid der Schilddrüse und Hypophyse des Menschen (*Virchow's Arch. f. pathol. Anat.*, 1914).

Laignel, Lavastine et Jonnesco. — Six types communs de l'hypophyse humaine (*Bull. et Mém. Soc. Anat.*, 1912).

Launois. — Recherches sur la glande hypophysaire de l'homme (*Thèse D. ès Sciences*, Paris, 1904).

Launois, Lœper et Mulon. — La sécrétion graisseuse de l'hypophyse (*C. R. Soc. Biol*, 1904).

Lhuerre. — De la vascularisation sanguine de la glande hypophysaire de l'homme (*Thèse Bordeaux*, 1912).

Lavon Ch. et Peyron. — Sur les pigmentophores du lobe nerveux de l'hypophyse (*C. R. Soc. Biol.*, 1911, n° 16).

Lothringer. — Unter suchungen an der Hypophyse einiger Saügethieren und des Menschen (*Arch. f. mikr, anat.*, 1886).

Lucien. — Quelques particularités histologiques de l'hypophyse chez le vieillard (*C. R. Soc. Biol.*, T. 70).

— La réaction cyanophile de l'hypophyse (*C. R. Assoc. des Anat.*, Paris, 1911).

— Le poids, les dimensions et la forme générale de l'hypophyse humaine aux différents âges de la vie (*C. R. Assoc. des Anat.*, Paris, 1911).

Noronha. — Contribution à l'étude histologique de l'hypophyse (*Arquivos inst. bact. Camara Pestana*, 1913).

Perna. — Sulla presenza di un prolungamento ghiandolare posteriore nel peduncolo ipofisario dell' uomo (*Anat. Anz.*, Bd. 38, 1911).

Pirone. — Sur la structure et sur les phénomènes sécrétoires de l'hypophyse (*Archivio di fisiologia*, vol. II).

Policard. — *Précis d'Histologie physiologique*, 1922.

Portella A. — La sécrétion graisseuse de l'hypophyse (*Bull. Soc. Portug. d. Sc. nat.*, 1918).

Prenant. — *Eléments d'Embryologie de l'homme et des vertébrés.* Steinheil, 1896.

Prenant et Bouin. — *Traité d'Histologie*, T. 2, 1911.

Ramon y Cajal. — *Histologie du système nerveux de l'homme et des vertébrés.* Traduct. Azoulay, 1911.

Rogowitsch. — Die Veränderungen der Hypophyse nach Entfernung der Schilddrüse (*Ziegler's Beiträge*, Bd. 4, 1889).

Retzius. — Die Neuroglia der Neuro-hypophyse der Saügethiere (*Biol. Untersuch.*, Neue Folge III, 1894).

Saint-Remy. — Contribution à l'histologie de l'hypophyse (*Arch. de Biol.*, T. 12, 1892).

Schlee Hans. — Weitere systematische Untersuchungen der Hypophyse (*Diss. med. Gieszen*, 1919).

Schwalbe. — Lehrbuch der Neurologie (*Hoffmann's Lehrb. d'Anat. d. Menschen*, 1881).

Siguret. — Contribution à l'étude histologique de l'hypophyse pendant la gestation (*Thèse Paris*, 1912-1913).

Smith P.-E. — The development of the Hypophysis of Amia Calva (*Record*, vol. 8, 1914).

Soyer. — Etudes sur l'hypophyse (*Arch. d'anat. micr.*, 1912-1913).

S piro A. — Contributo allo studio della struttura dell' ipofisi (*Soc. méd. cirurg. Pavia*, 1913).

Staderini. — Di un prolungamento ghiandolare dell' iposfisi assolto in uno speciale recesso premamillare nel cervello del gatto adulto (*Anat. Anz.*, Bd 33, 1908).

Stendell W. — Zur vergleichenden Anatomie und Histologie der Hypophysis cerebri (*Arch. f. mikr. Anat.*, Bd 82, 1913).

— Die hypophysis cerebri (*Lehrb. d. vergl. mikr. Anat. der Wirbeltière*, 1914).

Sterzi. — Intorno allo struttura dell' Ipofisi nei vertebrati (*Padova*, 1904).

Stewart F. W. — Sur les relations unissant entre elles les différentes formes cellulaires du lobe antérieur de l'hypophyse (*C. R. Soc. Biol.*, 1920).

— Contribution à l'étude des processus de sécrétion dans l'hypophyse (*Arch. de Morph. gén. et expér.*, 1922, n° 7).

Tello F. — Algunas observaciones sobre la histologia de la hipofisis humana (*Tr. del Lab. de Invest. bi,ol. Un. de Madrid*, 1911).

Testut. — *Traité d'anatomie humaine*, 1912. 6° édition.

Thaon. — L'hypophyse à l'état normal et dans les maladies (*Thèse Paris*, 1906-1907).

— Note sur la sécrétion de l'hypophyse et ses vaisseaux évacuateurs (*Soc. Biol.*, 1907).

Thom. — Untersuchungen über die normale und pathologische Hypophysis cerebri des Menschen (*Arch. f. mikr. Anat.*, Bd 67, 1901).

Toldt. — *Lehrbuch der Gewebelehre*, 3, Aufl. 1888.

Trautmann. — Anatomie und Histologie der hypophysis cerebri einiger Saugern (*Arch. f. mikr. anat.*, Bd 64, 1909).

Vanderbugh C.-M. — The hypophysis of the Guinea Pig. (*Anat. Rec.*, vol. 12, 1917).

Watrin. — Etude histologique de l'hypophyse au cours de la gestation (*R. Méd. de l'Est*, mai 1922).

WATRIN et BAUDOT. — Considérations sur la neurhypophyse (*R. Méd. de l'Est*, mai 1922).

WINIWARTER (DE). — Notes cytologiques relatives à l'hypophyse (*Soc. belge de Biol.*, nov. 1921).

WOERDEMAN M.-W. — Over een weinig bekend. gedeelte der Hypophyse (*Nederl. Tijdschr. voor Geneesk.*, Jg 22, n. 4).

TABLE DES MATIÈRES